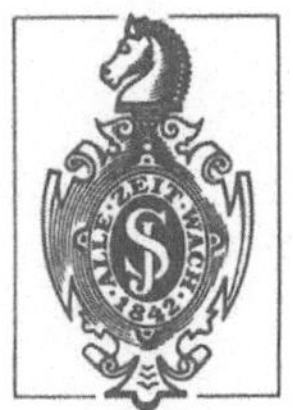

Günther Hierholzer (Hrsg.)

Unfallchirurgie

Aufgabenstellung in der Chirurgie

Unter Mitarbeit von S. Hierholzer

Mit 17 Abbildungen und 13 Tabellen

Springer-Verlag
Berlin Heidelberg GmbH

Professor Dr. Günther Hierholzer
Berufsgenossenschaftliche Unfallklinik
Großenbaumer Allee 250, D-4100 Duisburg 28

Arbeitstagung der Sektion Unfallchirurgie
der Deutschen Gesellschaft für Chirurgie
vom 23.–24.1.1987 in Duisburg

ISBN 978-3-540-18922-0   ISBN 978-3-642-88560-0 (eBook)
DOI 10.1007/978-3-642-88560-0

Vorwort

Die Unfallchirurgie hat in den letzten Jahrzehnten durch neue Möglichkeiten und Verfahren der Diagnostik und Therapie eine enorme Weiterentwicklung erfahren. Zur Bewältigung der heute gestellten Aufgaben ist
die Beherrschung spezieller Methoden, besonders operativer Verfahren,
die über die Regelversorgung hinausgehen, unerläßlich. Hinzu kommen
erweiterte Aufgaben in Weiterbildung und Forschung. Die Schaffung des
Teilgebietes Unfallchirurgie war daher eine logische Konsequenz. Die
Deutsche Gesellschaft für Chirurgie hat mit der Bildung einer Sektion für
Unfallchirurgie dieser Entwicklung schon im Jahre 1974 Rechnung getragen.

Mit der Bildung des Teilgebietes Unfallchirurgie ergaben und ergeben
sich, wie bei anderen Teilgebieten auch, Fragen und Probleme, die
Lösungen erfordern. Voranzustellen ist das Verhältnis zum Mutterfach
und die Aufgabenteilung, die Abgrenzung der Kompetenzbereiche, die
Anpassung der Arbeitsbereiche an die örtlichen Verhältnisse und die
Krankenhausstrukturen u. a. Bei der Vielgestaltigkeit der gegebenen
Bedingungen kann es keine allgemein gültige Patentlösung geben, die
allen Verhältnissen gerecht wird und damit die anstehenden Probleme zu
beseitigen in der Lage ist. Offenstehende Fragen aufzuzeigen, ihre Beantwortung freimütig zu diskutieren und soweit als möglich einer Klärung
zuzuführen, war das Ziel der Arbeitstagung der Sektion Unfallchirurgie
im Januar 1987 in Duisburg.

Die Referate bestätigten die Auffassung, daß durch Gesetze oder
Verordnungen kaum eine fortschrittliche Problemlösung zu erreichen ist
und schon gar nicht durch das Beharren auf überzogenen Forderungen,
von welcher Seite sie auch kommen mögen. Es besteht Einigkeit, daß nur
die objektive Analyse und Wertung der gegebenen jeweiligen Verhältnisse und die darauf basierende unerläßliche Kommunikation und inte-
grative Kooperation die entscheidenden Probleme aus der Welt zu schaffen in der Lage sind. Nur sie sind die entscheidende Voraussetzung für
eine gedeihliche Zusammenarbeit und auch für die fachliche Arbeit aller
Beteiligten. Dieses täglich zu praktizieren, ist zum Wohle der Patienten
unerläßlich. Es ist zu wünschen, daß diese Erkenntnisse Allgemeingut
werden, dann hat die Arbeitstagung ihren Zweck erfüllt.

Prof. Dr. med. M. Schwaiger
Generalsekretär

Inhaltsverzeichnis

***Teil I.* Situation der Unfallchirurgie**   1

Die unfallchirurgische Aufgabenstellung der Chirurgie
(G. Hierholzer)   3

Die Unfallchirurgie aus historischer Sicht am Beispiel des Johannes
Scultetus (M. Specker)   9

Historische Entwicklung der Entstehung chirurgischer Teilgebiete:
Von den Anfängen bis ins 20. Jahrhundert (K. H. Jungbluth) . . .   21

Historische Entwicklung der Entstehung chirurgischer Teilgebiete:
Die Aufgliederung der Chirurgie aus der heutigen Sicht der
Ärztekammer (H. J. Rheindorf)   25

Unfallchirurgie aus der Sicht eines Präsidiumsmitgliedes der
Deutschen Gesellschaft für Chirurgie (L. Koslowski)   29

Struktur und Aufgaben der Unfallchirurgie an den Universitäten
und Lehrkrankenhäusern (K.-P. Schmit-Neuerburg)   33

Struktur und Aufgaben der Unfallchirurgie am Krankenhaus der
Schwerpunkt- und Regelversorgung (U. Pfister)   43

Unfallchirurgie aus der Sicht des berufsgenossenschaftlichen
Heilverfahrens (J. Probst)   49

Diskussion zum Hauptthema I. Leitung: E. Ungeheuer
(Zusammenfassung von G. Hierholzer und S. Hierholzer)   55

***Teil II.* Strukturfragen, Zusammenarbeit, spezielle
Gesichtspunkte**   57

Strukturfragen und Zusammenarbeit aus der Sicht des Arztes in der
Weiterbildung – unfallchirurgische Aufgabenstellung in der
Chirurgie (K. M. Stürmer)   59

Unfallchirurgie aus der Sicht des Berufsverbandes (K. Hempel) . .   65

Struktur und Definition der unfallchirurgischen Aufgabe im
internationalen Vergleich (H. Tscherne)   71

Die Bedeutung der Unfallchirurgie aus der Sicht der Gutachterkommission der Ärztekammer Nordrhein (G. Carstensen)   77

Unfallchirurgie aus ökonomischer Sicht (H.-J. Oestern)   83

Teil III. Zukünftige Entwicklung und Zukunftsfragen   87

Weitere Entwicklung der Chirurgie aus unfallchirurgischer Sicht –
eine Perspektive (G. Muhr)   89

Weitere Entwicklung der Chirurgie aus allgemeinchirurgischer
Sicht (J. R. Siewert)   95

Weiterbildung aus unfallchirurgischer Sicht (D. Wolter) 103

Chirurgische Weiterbildung aus der Sicht der Ärztekammer
Nordrhein (R. Schäfer) 107

Weiterbildung aus der Sicht des Chirurgen in nichtselbständiger
Stellung (W. Mutschler) 113

Teil IV. Abschlußdiskussion. Leitung: S. Weller 119

Schlußfolgerung und Ausblick (Zusammengestellt von
G. Hierholzer und J. Engelbrecht) 121

Sachverzeichnis 127

VIII

Mitarbeiterverzeichnis

Carstensen, G. Prof. Dr.; Chirurgische Klinik des Evangelischen
Krankenhauses, Teinerstraße 62, D-4330 Mülheim/Ruhr

Engelbrecht, J., Dr.; Berufsgenossenschaftliche Unfallklinik,
Großenbaumer Allee 250, D-4100 Duisburg 28

Hempel, K., Dr.; Präsident des Berufsverbandes der Deutschen Chirurgen
e.V., Wendemuthstraße 5, D-2000 Hamburg 70

Hierholzer, G., Prof. Dr.; Berufsgenossenschaftliche Unfallklinik,
Großenbaumer Allee 250, D-4100 Duisburg 28

Hierholzer, S., Dr.; Berufsgenossenschaftliche Unfallklinik,
Großenbaumer Allee 250, D-4100 Duisburg 28

Jungbluth, K. H., Prof. Dr.; Unfallchirurgische Klinik der Chirurgischen
Universitätsklinik, Martinistraße 52, D-2000 Hamburg 20

Koslowski, L., Prof. Dr.; Chirurgische Universitätsklinik, Calwer
Straße 7, D-7400 Tübingen

Muhr, G., Prof. Dr.; Chirurgische Klinik der Berufsgenossenschaftlichen
Krankenanstalten „Bergmannsheil", Universitätsklinik, Hunscheidtstraße 1,
D-4630 Bochum

Mutschler, W., Priv.-Doz. Dr.; Abteilung für Unfallchirurgie, Hand-,
Plastische- und Wiederherstellungschirurgie, Klinikum der Universität
Ulm, Steinhövelstraße 9, D-7900 Ulm

Oestern, H. J., Prof. Dr.; Unfallchirurgische Klinik des Allgemeinen
Krankenhauses, D-3100 Celle

Pfister, U., Prof. Dr.; Unfallchirurgische Klinik des Städtischen
Klinikum, Moltkestraße 14, D-7500 Karlsruhe

Probst, J., Prof. Dr.; Berufsgenossenschaftliche Unfallklinik,
Prof.-Küntscher-Straße 8, D-8110 Murnau/Obb.

RHEINDORF, H. J., Prof. Dr.; Landesärztekammer Hessen, Broßstraße 6,
D-6000 Frankfurt/Main

SCHÄFER, R., Dr.; Ärztekammer Nordrhein, Tersteegenstraße 31,
D-4000 Düsseldorf 30

SCHMIT-NEUERBURG, K.-P. Prof. Dr.; Unfallchirurgische Klinik des
Universitätsklinikum, Hufelandstraße 55, D-4300 Essen

SIEWERT, J. R. Prof. Dr.; Chirurgische Klinik der Technischen Universität
München, Klinikum rechts der Isar, Ismaninger Straße 22,
D-8000 München 80

SPECKER, M., Dr.; Weilerhalde 32, D-7902 Blaubeuren

STÜRMER, K. M. Priv.-Doz. Dr.; Unfallchirurgische Klinik des
Universitätsklinikums, Hufelandstraße 55, D-4300 Essen

TSCHERNE, H., Prof. Dr.; Unfallchirurgische Klinik der Medizinischen
Hochschule Hannover, Konstanty-Gutschow-Straße 8,
D-3000 Hannover 61

UNGEHEUER, E., Prof. Dr.; Chirurgische Klinik, Nordwest-Krankenhaus,
Steinbacher Hohl 2–26, D-6000 Frankfurt 90

WELLER, S., Prof. Dr.; Berufsgenossenschaftliche Unfallklinik,
Schnarrenbergstr. 95, D-7400 Tübingen

WOLTER, D., Prof. Dr.; Abteilung für Unfall- und Wiederherstellungs- und
Handchirurgie, Allgemeines Krankenhaus St. Georg, Lohmühlenstraße 5,
D-2000 Hamburg 1

Teil I
Situation der Unfallchirurgie

Die unfallchirurgische Aufgabenstellung der Chirurgie

G. HIERHOLZER

Vorbemerkung

Die Chirurgie ist nach einer Vorgeschichte von mehreren tausend Jahren aus dem handwerklichen Beruf der Barbiere und Feldschere hervorgegangen. Die Aufgaben beschränkten sich in den zurückliegenden Jahrhunderten weitgehend auf diejenigen eines Wundarztes, er ist in der Ahnentafel der eigentliche fachliche Vorfahre des heutigen Chirurgen. Sich der Herkunft bewußt zu bleiben, darf nicht daran hindern, über die schnelle Entwicklung unseres Fachgebietes nachzudenken, das erst im 19. Jahrhundert eine breite akademische Anerkennung erfuhr und die Entfaltung in verschiedene Schwerpunkte im Verlauf von rund 120 Jahren erlebte.

Eine der Wurzeln der Chirurgie wird in einem nachfolgenden Beitrag sachkundig beschrieben und damit das Verständnis der fachlichen Zugehörigkeit geschärft. Das Bekenntnis zum eigenen Fachgebiet muß hier nicht erneut diskutiert werden, es ist vielmehr für den Chirurgen die Grundlage seines Berufes und bei der Beantwortung der Frage vorauszusetzen, in welcher Form in der Zukunft die verschiedenen chirurgischen Schwerpunkte wissenschaftlich und klinisch koordiniert und weiterentwickelt werden können. Der Versuch einer „restriktiven Bewahrung" wird das Fachgebiet Chirurgie nicht erhalten; die Mammachirurgie, Tendenzen der Strumachirurgie, die besorgniserregende Entwicklung der Zuständigkeit für endoskopische Eingriffe, für die Intensivmedizin und für das Rettungswesen sind mahnende Beispiele. Nicht weniger gefährlich sind Bestrebungen, über eine Subspezialisierung zur Bildung neuer Fachgebiete zu kommen. Das Aufzeigen der Probleme reicht allein nicht aus, um die gestellten Aufgaben zu lösen. Wir müssen vielmehr die Aufforderung zur fachlichen und kollegialen Zusammenarbeit der chirurgischen Schwerpunkte auf der Grundlage der Gleichberechtigung erkennen und umsetzen.

Definition

Allgemeine Chirurgie ist die wissenschaftliche und klinische Grundlage aller Bereiche dieses Fachgebietes. Unfallchirurgie ist Chirurgie, der Begriff betont grundsätzlich den Schwerpunkt der Verletzungen in Klinik, Praxis, Forschung und Lehre. Da der Grundsatz juristisch die Ausnahme ausdrücklich einschließt, stehen organspezifische Besonderheiten dieser Formulierung nicht entgegen. Als ein unverzichtbarer Bestandteil des Ganzen bedarf die Unfallchirurgie keiner weitergehenden Definition. Die Diskussion der letzten Jahre hat im übrigen gezeigt, daß eine pragmatische Umschreibung der un-

G. Hierholzer (Hrsg.)
Unfallchirurgie
© Springer-Verlag Berlin Heidelberg 1988

fallchirurgischen Aufgabe sachdienlicher ist als eine Definition nach anatomischen oder pathogenetischen Festlegungen.

In den zurückliegenden 3 Jahrzehnten hat die Osteosynthese u. a. eine besondere Entwicklung erfahren und dadurch erhebliche fachliche Energien gebunden. Die Frakturenbehandlung ist wichtig, sie beschreibt aber nicht annähernd die mit dem Unfallpatienten verbundene Aufgabenstellung. Der Versuch, den Schwerpunkt Unfallchirurgie auf den Bewegungsapparat zu beschränken, ist ebenso unzulänglich wie der Versuch, für den Bewegungsapparat zwischen der Chirurgie und der Orthopädie ein eigenes Fachgebiet oder einen zusätzlichen Berufsverband gründen zu wollen [2, 8]. Die Folge wäre eine weitere Abspaltung von der Chirurgie und die Ansiedelung bei der Orthopädie, ohne Vorteil für eines der beiden Fachgebiete.

Führende Orthopäden weisen auf die Notwendigkeit eines ausgewogenen Verhältnisses zwischen konservativ und operativ tätigen Kollegen in ihrem Fachgebiet hin, ein Gleichgewicht, das nicht gestört werden sollte. Es ist unsere Aufgabe, die guten Beziehungen zwischen den Fachgebieten Chirurgie und Orthopädie zu pflegen und an der erfreulichen Entwicklung weiterzuarbeiten.

Umfang und Art der unfallchirurgischen Aufgabenstellung

In Verbindung mit den Verkehrsunfällen, den häuslichen und den Freizeitunfällen werden in der Bundesrepublik Deutschland jährlich etwa eine halbe Million Patienten versorgt, rund 400000 Verletzte bedürfen der stationären Behandlung. Die unfallchirurgische Aufgabe stellt sich typischerweise zeitlich unangemeldet und ist nicht im organisatorischen Nebenschluß zu bewältigen. Unter Hinweis auf die geplanten Operationsprogramme in chirurgischen Kliniken und Zentren muß gewährleistet sein, daß der Unfallpatient nach der Aufnahme ohne Zeitverzögerung fachlich kompetent untersucht und behandelt wird. Der Tendenz, die notärztliche Tätigkeit und die Erstversorgung dem Aufsichts- und Entscheidungsbereich des Anästhesisten allein zu überlassen, ist entgegenzuwirken. Die unfallchirurgische Aufgabe umfaßt die diagnostischen und therapeutischen Maßnahmen nach Verletzungen, von der Notversorgung bis zur Beendigung des Heilverfahrens.

Der Chirurg mit dem Schwerpunkt Unfallchirurgie wird die koordinierende Aufgabe je nach Art und Schwere der Verletzung mit den Chirurgen anderer Schwerpunkte gemeinsam wahrnehmen. Die Verpflichtung zur Zusammenarbeit ergibt sich allein schon aus der Erkenntnis, daß heute kein Chirurg mehr in der Lage ist, alle in Frage kommenden Verletzungen bestmöglich zu behandeln. International gibt es zur Verbesserung der Steuerung der einzuleitenden und durchzuführenden Maßnahmen zunehmend eine Tendenz, die Verantwortung für den Unfallpatienten einem Chirurgen mit dem Schwerpunkt Unfallchirurgie zu übertragen. Dieser wird jeweils auch die Kompetenz der nicht chirurgischen medizinischen Nachbargebiete berücksichtigen.

Der Sinn der Richtlinie kann am Beispiel der Mehrfachverletzungen mit Beteiligung der Körperhöhlen [9, 10] deutlich gemacht werden. Die Frage, bis zu welchem Schweregrad der Unfallchirurg die Höhlenverletzungen versorgen soll, ist nicht durch eine Form der Abgrenzung, sondern durch Organisation und Gewährleistung der Zusammenarbeit der chirurgischen Schwerpunkte zu beantworten. Art und Ausmaß der Verletzung entscheiden dann darüber, welcher Kollege operiert bzw. assistiert. Diese For-

4

derung mag idealistisch erscheinen. Sie ist aber mit dem Zwang eines Rahmenvertrages und der Freiheit der selbstverantwortenden Gestaltung zu verwirklichen.

Der Behandlungsauftrag ist nicht mit einer kurzen Beobachtung des Patienten nach einer operativen Erstversorgung erfüllt. Beispielhaft erscheinen die Richtlinien der Berufsgenossenschaften mit der umfassenden Beschreibung der ärztlichen Zuständigkeit. Diese schließt den Bereich der funktionellen Rehabilitationsmaßnahmen, der Wiederherstellungschirurgie und der chirurgischen Begutachtung mit ein. Die Bedeutung des letztgenannten Arbeitsbereiches wird häufig verkannt. Die Aktualität dieser Frage ergibt sich aus den Tendenzen sog. „Sozialmediziner", die sich für die chirurgische Begutachtung zuständig erklären. Die Begutachtungstätigkeit in der Chirurgie setzt aber nicht nur die operative Qualifikation voraus, sie gibt auch nicht selten Anlaß zur Wiederaufnahme eines Heilverfahrens mit der Indikation und Durchführung operativer Maßnahmen.

Weiterbildung in der Chirurgie

Die Chirurgen mit dem Schwerpunkt Unfallchirurgie haben immer die Forderung nach einer möglichst breiten Grundausbildung erhoben. In der Weiterbildungszeit ist also die fachliche Beschränkung auf einen der chirurgischen Schwerpunkte abzulehnen. In der Chirurgie rechtfertigt sich die Spezialisierung erst, nachdem der Kollege eine umfangreiche Weiterbildung durchlaufen hat [2, 9, 10]. Er muß dafür die pathophysiologischen Zusammenhänge, die Grundsätze der chirurgischen Behandlung und die wichtigsten Operationstechniken beherrschen. Diese Forderungen sind auch aus dem Behandlungsauftrag abzuleiten und gewährleisten die Weiterentwicklung von Spezialkenntnissen unter Bewahrung des Fachgebietes Chirurgie [2, 5, 7, 10]. Auch nach der „Facharztqualifikation" sollte die Weiterbildung verbundartig und z. B. auf der Basis eines integrierten Bereitschaftsdienstes erfolgen. Bei der Diskussion der Weiterbildungsfragen wird man das Hauptaugenmerk nicht auf die Stellen richten, an denen kollegiale Schwierigkeiten bestehen. Bekanntlich gibt es zahlreiche Kliniken und Zentren, die Lösungsvorschläge erarbeitet haben und diese seit Jahren erfolgreich praktizieren [10].

Die Chirurgen stellen mit Besorgnis die mangelnde Beachtung der obengenannten Gesichtspunkte bei politischen Diskussionen und besonders bei der Erörterung der Frage der Wochenarbeitszeit fest. Möglicherweise entfallen auf diesem Wege in der Zukunft wesentliche Voraussetzungen für eine Weiterbildungsordnung, die wir bisher als unabdingbar ansehen. Es ist allerdings auch zu prüfen, ob wir unsere Argumentation den politischen Gremien ausreichend verständlich gemacht haben.

Aufgabenverteilung in einem chirurgischen Zentrum

Der gesamtchirurgische Behandlungsauftrag fordert dazu auf, die schnelle fachliche Entwicklung der einzelnen chirurgischen Schwerpunkte zu berücksichtigen [2]. Wir leiten daraus folgende Richtlinien ab: Die Aufgaben der akademischen Lehre, der Forschung und der Therapie müssen in jedem Bereich qualifiziert vorangetrieben werden. Heute kann aber die Führung der verschiedenen fachlichen Schwerpunkte kaum mehr durch eine Person verwirklicht werden. Für die personelle Spitze einer großen chirurgischen Klinik empfiehlt sich demzufolge eine aufgegliederte Aufgabenverteilung mit jeweils fachlich eigener Kompetenz [3, 4–6, 10].

Die Richtlinie hat im Einzelfall lokale Besonderheiten zu berücksichtigen. Zahl, Art und Ausmaß einer Schwerpunktbildung an einem chirurgischen Zentrum ergeben sich aus verschiedenen Faktoren, wie Einzugsbereich, fachliche Ausrichtung der Nachbarkliniken, Abdeckung der verschiedenen chirurgischen Aufgaben in einer Region einschließlich der Entfernung der Kliniken zueinander. Der Wert einer Richtlinie besteht also in der sinngemäßen Aussage und nicht in der detaillierten Festlegung. Für ein chirurgisches Zentrum mit akademischen Aufgaben erscheint eine aufgegliederte Spitze unabdingbar. Für die fachliche Basis ist dagegen ein weitgehender Verbund zu fordern. Das immer wieder diskutierte Problem zwischenmenschlicher Beziehungen darf nicht als vorgeschobenes Argument dienen, diese Forderung zu umgehen. Wir sollten vielmehr auf eine evolutionäre Entwicklung des demokratischen Verständnisses vertrauen und uns an den Zentren orientieren, an denen fortschrittliche Modelle erfolgreich praktiziert werden.

Struktur chirurgischer Kliniken und Krankenhausabteilungen

Mit dem Hinweis auf die obengenannte Definition sollten wir die Strukturfrage der Chirurgie unter Beachtung ihrer verschiedenen Schwerpunkte besprechen, deren einer die Unfallchirurgie ist. Diese Auffassung steht dem von Siewert [8] verwendeten Begriff der „Kernklinik" fachlich nicht entgegen. Die personelle und organisatorische Konsequenz stellt sich aus unfallchirurgischer Sicht allerdings wie folgt dar [3, 4, 6, 10]:

1. Schaffung einer unfallchirurgischen Dauerposition in Abteilungen eines Krankenhauses der Regelversorgung. Umfaßt der chirurgische Arbeitsbereich mehr als 110–120 Betten, so ist eine Unterteilung nach den obengenannten Richtlinien in sich ergänzende Bereiche angezeigt. Der prozentuale Anteil ergibt sich aus den örtlichen Bedingungen. Die Position des ärztlichen Direktors einer chirurgischen Klinik kann nicht grundsätzlich an einen bestimmten fachlichen Schwerpunkt gebunden sein. Sie wird sich vielmehr an der Kompetenz, an den Persönlichkeitsmerkmalen, den Verdiensten und an der Integrationsfähigkeit der leitenden Chirurgen orientieren. Eine Alternative für die Position des ärztlichen Direktors besteht in dem Rotationsprinzip.
2. Errichtung unfallchirurgischer Lehrstühle an den Universitätszentren zur Sicherstellung von Forschung und Lehre.
3. Sicherstellung einer breiten klinischen Weiterbildung und qualifizierten Therapie unter Berücksichtigung der unfallchirurgischen Anforderungen nach den dafür gültigen Maßstäben zur Ermächtigung.

Diese Faktoren entscheiden also darüber, ob die Führung einer chirurgischen Klinik durch eine, zwei oder mehrere Personen verkörpert wird. Die Leitung der Klinik muß einen Ausbildungsverbund und einen integrierten Bereitschaftsdienst gewährleisten, er ist auch für die Oberärzte anzustreben. Diese Forderungen erscheinen nicht nur fach-

6

lich und wirtschaftlich pragmatisch, sie binden gleichzeitig die leitenden Chirurgen in die Verpflichtung zur Integration ein. Möglicherweise ist die Benennung eines Schwerpunktes im Untertitel einer „Chirurgischen Klinik" besser geeignet, Integration zu bewirken, als die Bezeichnungen „Klinik für Gefäßchirurgie", „Klinik für Thoraxchirurgie" oder „Klinik für „Unfallchirurgie".

In den kleineren chirurgischen Abteilungen ist die Alleinverantwortung des leitenden Arztes besonders groß, er wird seine Zuständigkeit für die einzelnen Schwerpunkte geprüft haben. Diese ergibt sich nicht nur aus der zurückliegenden Weiterbildung, sie schließt auch die baulichen und organisatorischen Voraussetzungen eines Arbeitsbereiches mit ein. Auf die mit der chirurgischen Tätigkeit verbundenen forensischen Gefahren hat Carstensen [1] besonders hingewiesen. Dem Kollegen, der in einer kleineren Abteilung die gesamtchirurgische Verantwortung allein trägt, gebührt deshalb besonderer Respekt.

Schlußfolgerung

In der geschichtlichen Entwicklung ist die Chirurgie der Verletzungen die Mutter der fachlichen Vielfalt der Chirurgie. Die allgemeine Chirurgie ist die wissenschaftliche und klinische Grundlage aller chirurgischen Bereiche und damit auch des Schwerpunktes Unfallchirurgie. Die Definition allein beantwortet die Frage nach einer sinnvollen organisatorischen Lösung nicht. Eine Schwerpunktbildung an chirurgischen Kliniken und Zentren baut auf der Richtlinie fachlicher Gleichberechtigung der die Schwerpunkte vertretenden Kollegen auf, ohne für jeden Einzelfall administrative Festlegungen geben zu können.

Die Bemühungen zur Erhaltung des Fachgebietes Chirurgie erfordern jeweils zeitgerechte Entscheidungen [2]. Eine gegliederte Struktur nach Schwerpunkten an chirurgischen Zentren und Kliniken erscheint erforderlich, um einen hohen fachlichen Standard zu erreichen und der Erwartungshaltung der Patienten gerecht zu werden. Für die leitenden Chirurgen einer Klinik mit gegliederter Struktur besteht die Verpflichtung, die klinische Aufgabe und die Weiterbildungsaufgabe im Verbund wahrzunehmen. Die Verantwortung eines leitenden Chirurgen einer kleineren Abteilung, in der verschiedene fachliche Schwerpunkte nicht gesondert vorgehalten werden können, ist besonders groß.

Der fachliche Fortschritt in der Unfallchirurgie ist in den zurückliegenden 3 Jahrzehnten im wesentlichen an den Zentren erarbeitet worden, an denen ein entsprechender Schwerpunkt bereits gebildet worden war. Der Fragenkomplex „Schwerpunktbildung in der Chirurgie" umfaßt jeweils die klinische Aufgabe, die Forschungsarbeit, die akademische Lehre, die wissenschaftliche Führung der Nachwuchskräfte und die Fortbildungsaufgabe. Die Lösung anstehender Fragen kann nicht in der Schaffung zusätzlicher und lebensunfähiger Fachgebiete liegen. Die Fähigkeit zur Bildung zeitgerechter Strukturen wird darüber entscheiden, ob wir im internationalen Vergleich den Anforderungen gerecht bleiben.

Zusammenfassend ist festzuhalten, daß die Chirurgie die zukünftige Entwicklung in der Betonung und Zusammenarbeit ihrer Schwerpunkte suchen muß. Sie kann dadurch die Ausgrenzung von Teilbereichen verhindern. Zur Beantwortung von Strukturfragen sollten wir den ärztlichen Ermessensspielraum nutzen und die anfallenden Probleme selbst regeln [2, 7]. Nur die Wahrnehmung der übertragenen Eigenverantwortung und Selbstverwaltung wird uns vor der Einflußnahme von außen bewahren.

Literatur

1. Carstensen G (1986) Vorwerfbare Behandlungsfehler. Chirurg 57: 288
2. Hempel K (1985) Zum Thema: Der Beruf des Chirurgen im Jahr 2000. Inform Berufsverb Dtsch Chir 10: 137
3. Memorandum über die Krankenversorgung und ärztliche Weiterbildung in der Unfallchirurgie (1980) Unfallheilkunde 83: 171
4. Mutschler W (1986) Aufgaben und Selbstverständnis des jungen Unfallchirurgen. Hefte Unfallheilkd 181: 15
5. (1980) Neue Richtlinien über den Inhalt der Weiterbildung. Beilage zu Mitteilungen der Dtsch Ges Chir 4
6. Probst J (1986) Chirurgie oder Allgemeinchirurgie? Versuche einer Standort- und Begriffsbestimmung aus der Sicht der Unfallchirurgie (Mitteilungen) Dsch Ges Unfallheilkd 15: 19
7. Schäfer R (1987) Qualifikationsanforderungen im Gebiet und den Teilgebieten der Chirurgie. Inform Berufsverb Dtsch Chir [Suppl] 1: 4
8. Siewert J R (1986) Ansprache des Präsidenten der Bayerischen Chirurgen e. V. 1986 anläßlich des 75. Jubiläums München 17.–19. 7. 1986 (Mitteilungen) Dtsch Ges Chir 4: 113
9. Ungeheuer E (1985) Akutchirurgie – eine tägliche Herausforderung des Chirurgen (Mitteilungen) Dtsch Ges Chir 1: 15
10. Weller S (1986) Unfallchirurgie im Spannungsfeld zwischen Spezialisierung und Integration. Dtsch Ges Chir 4: 116

Die Unfallchirurgie aus historischer Sicht am Beispiel des Johannes Scultetus*

M. Specker

Einleitung

Die heutige Diskussion um den Stellenwert der Unfallchirurgie ist im weitesten Sinn eine Folge der im 19. Jahrhundert eingeleiteten und in den vergangenen 50 Jahren vollzogenen Spezialisierung innerhalb der Chirurgie. Es war deshalb naheliegend, im Rahmen des Arbeitsgespräches über die „Derzeitige und zukünftige unfallchirurgische Aufgabenstellung im Fachgebiet Chirurgie" die geschichtliche Entwicklung zu beleuchten. Dabei schien es interessant, eines Mannes zu gedenken, der nicht nur ein hervorragender Chirurg war, sondern sich bereits im 17. Jahrhundert leidenschaftlich für eine Optimierung der chirurgischen Versorgung der Patienten in fachlicher und organisatorischer Sicht einsetzte. Gemeint ist Johannes Scultetus, mit bürgerlichem Namen Johannes Schultheiß, Doktor der Philosophie, Medizin und Chirurgie, Stadtarzt der Freien Reichsstadt Ulm von 1625 bis 1645.

Scultetus als Erneuerer der Chirurgie

Scultetus wäre, wie so viele große Idealisten, völlig in Vergessenheit geraten, hätte er sich nicht selbst ein Denkmal gesetzt durch die Veröffentlichung eines chirurgischen Lehrbuchs, das zu seiner Zeit sehr bekannt wurde, der Nachwelt allerdings leider fast unbekannt blieb.

Um so mehr hat sich ein kleiner, interessierter Freundeskreis mit Scultetus, seiner chirurgischen Kunst, seiner fachlichen und sozialen Rolle und seiner bürgerlichen Umwelt beschäftigt, seit vor rund 15 Jahren auf die Existenz seines Buches im Stadtarchiv Ulm aufmerksam gemacht worden war. Die erste Auflage war 1655 unter dem Titel *Armamentarium Chirurgicum* erschienen. Der Verfasser selbst, Scultetus d. Ä., konnte die Herausgabe seines Lebenswerkes nicht mehr erleben. Mitten in der Texterstellung ereilte ihn 1645 der Tod. Sein von ihm als Medicus geförderter und in die Chirurgie eingeweihter Neffe, Scultetus d. J., der auch sein Nachfolger als Stadtphysikus in Ulm geworden war, vollendete das Werk seines Onkels.

Das Buch war in lateinischer Sprache geschrieben, weil Scultetus nur die akademisch gebildeten Ärzte damit erreichen und es bewußt dem großen Heer der Barbiere, Feldschere und nichtstudierten Wundärzte, welche in jener Zeit hauptsächlich das chirurgi-

---

* Die Abbildungen dieses Beitrages wurden dem Faksimile-Druck der Scultetus-Ausgabe von 1666, hrsg. von der Firma L. Merckle KG, Blaubeuren, in Verbindung mit dem Stadtarchiv Ulm (Forschungen zur Geschichte der Stadt Ulm, Bd. 14), Ulm und Stuttgart, 1974, entnommen.

G. Hierholzer (Hrsg.)
Unfallchirurgie
© Springer-Verlag Berlin Heidelberg 1988

sche Handwerk betrieben, vorenthalten wollte. Nach dem Erscheinen des hervorragenden Lehrbuchs entstand aber der Wunsch — vielleicht nicht ohne kommerziellen Hintergedanken — , doch eine deutsche Ausgabe herauszubringen. Scultetus d. J. und nach dessen Tod sein Freund Dr. Amadeus Megerlein, Arzt in Heidenheim, verwirklichten die Idee. So entstand das 1666 der Öffentlichkeit vorgestellte Werk *Joannis Sculteti Wundartzneyisches Zeughaus* (Abb. 1), das wegen seines interessanten Inhalts kurz vorgestellt werden soll.

Dieses Werk ist mehr als nur ein exzellentes Lehrbuch. Es ist ein Dokument der damaligen chirurgischen Welt in der Region Ulm und weit darüber hinaus. Es beschreibt nicht nur den hohen Stand der chirurgischen Kunst des Scultetus, sondern offenbart

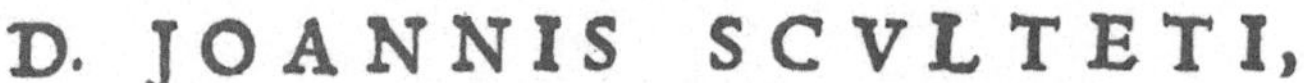
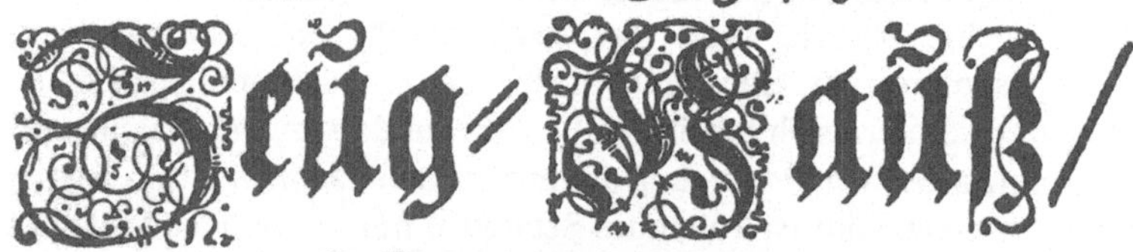
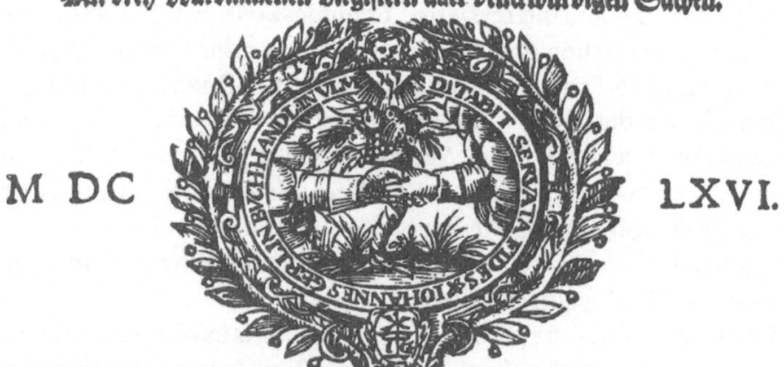

Abb. 1. Titelblatt der deutschen Ausgabe Frankfurt/M. 1666 (Faksimiledruck von 1974, Kommissionsverlag Kohlhammer Stuttgart)

auch einen Arzt, der sich ebenso engagiert für den wissenschaftlichen Fortschritt wie für das Ansehen der Chirurgie verwendete.

Die Probleme lagen zu seiner Zeit allerdings nicht im Überhandnehmen einer unkoordinierten Überspezialisierung der Medizin — wie heute bisweilen befürchtet —, sondern in der Durchsetzung der wissenschaftlich orientierten Chirurgie gegen die nichtakademische Gildenchirurgie. Erstmals war nämlich die seit dem Mittelalter in den Hintergrund gedrängte wissenschaftliche Chirurgie durch die Schulen in Italien und Frankreich auch in Deutschland wieder auf dem Weg, eine Renaissance zu erleben. Neid, Mißgunst und gegenseitiges Unverständnis waren die Wurzeln vieler Auseinandersetzungen mit den Badern, Feldscheren und nichtstudierten Wundärzten. Doch nicht genug damit. Da die geltende Medizinalordnung zahlreiche medizinische Vorrichtungen überhaupt nicht berücksichtigte, fand Scultetus in Ulm keine Taxe zur Abrechnung seiner chirurgischen Leistungen vor. Er weigerte sich, nach den einfachen Vorgaben der für die Bader geltenden Taxe zu liquidieren. Dies brachte ihn nicht selten in Kollision mit dem Rat der Stadt, der ihm vorwarf, einen „zu starkhen Arzatlohn zu begehren" und ihn gelegentlich tadelte, daß „er ein so Übermaß an Gelt gefordert".

Seine Abstammung als Sohn eines Donauschiffers machte es ihm nicht leicht, in der „besseren" Gesellschaft Akzeptanz und Unterstützung zu finden. Er war zwar aus einer durchaus als ehrbar anerkannten Bürgersfamilie. Dieser gingen jedoch „Glanz, Herrlichkeit und hervorragende Tugenden außer der äußersten Fleißes" ab.

Scultetus mußte sich durch sein eigenes Tun bestätigen. Er hat dies in jungen Jahren eindrucksvoll vollbracht und sich als Arzt einen hervorragenden Ruf im Kreis seiner privilegierten Kollegen erworben. Das *Wundartzneyische Zeughaus* des Scultetus zeigt deshalb nicht nur sehr anschaulich auf, wie sich die Chirurgie aus einer Art „Unfallchirurgie" heraus zur umfassenden „Allgemeinchirurgie" entwickelte, sondern auch, daß schon immer fachliche und strukturelle Hürden zu überwinden waren, wenn es darum ging, fortschrittliche Ziele verwirklichen zu wollen. Insofern steht die Schilderung von Leben und Wirken des Scultetus in einem unmittelbaren Bezug zur aktuellen Arbeitstagung über die Situation und Entwicklung der Unfallchirurgie.

Die Auffassung des Scultetus und der Mitherausgeber seines Buches über die Stellung der Chirurgie wird im Vorwort seines Buches in einer Widmung an „Seine Hochfürstliche Durchlaucht" sehr deutlich. Er spricht „von der Edlen Medizin und deren vornehmem Teil der Chirurgie". Scultetus unterschied allerdings sehr scharf zwischen den wahren, den akademisch gebildeten Chirurgen und den nichtstudierten Wundheilern, wobei er unter letzteren überhaupt nur diejenigen respektierte, die sich zumindest in schwierigen Fällen an den Rat der echten Medici hielten. Alle anderen waren für ihn Quacksalber und wurden mit beißender Kritik bedacht. Kompromißlos ging er mit den falschen Kollegen im eigenen Fach um. So erklärt er:

Uber das/ so hat mich zu diser Verteutschung *principaliter* und zuvorderist auch bewogen/ die Christliche Liebe gegen meinem preßhafft- und Schmertz-leidenden Nächsten; Dann/ lieber GOtt! wem wolte nicht zu Hertzen gehen/ wann man so vilfältig hören und erfahren/ ja etwan auch selber sehen muß/wie manch armer *Patient* von denen Dorff-Badern/Marckschreyern und andern verwegenen Stümplern (die erfahrne Barbierer und *Chirurgos*, als welche in gefährlichen Zuständen einen verständigen *Medicum* bald anfangs zu Rath ziehen/ und ihr Gewissen also leichtsinnig nicht beschweren/ will ich allhier außgenommen/ und Jhnen ihr wolverdientes Lob in allweg vorbehalten haben) so elend *tractiret*/und erbärmlich zugerichtet/ ja etwan wol gar um Leib und Leben/freyendlicher weise/gebracht wird ; wie man dann deren Exempel/leider / nur mehr als zu vil hat.

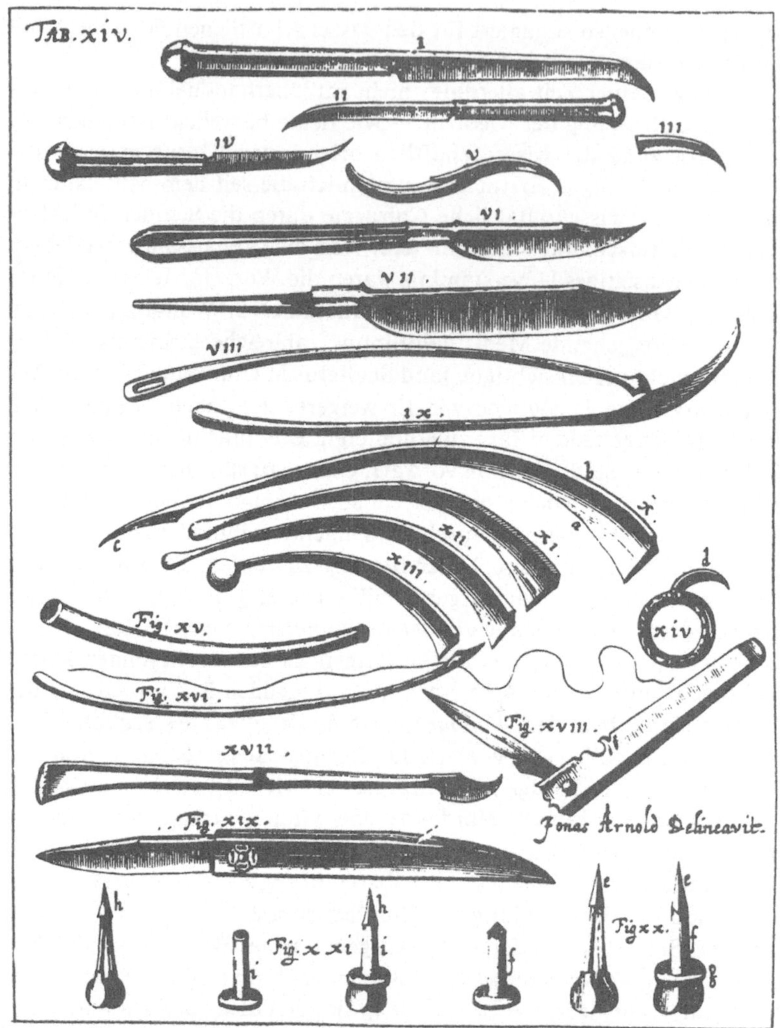

Abb. 2. Darstellung chirurgischer Instrumente

Seine solide fachliche Grundlage erlaubte Scultetus diese pragmatische Einstellung. Er hatte Anatomie und Medizin in Padua studiert, erlernte die Chirurgie bei besten Lehrern wie dem Anatomen Adrian Spieghel oder dem Chirurgen und Anatomen Hieronymus Fabricius ab Aquapendente und erweiterte sein Erfahrungsspektrum v. a. in eigener Praxis. Dazu gab es reichlich Gelegenheit, denn seit der Entdeckung des Schießpulvers und der daraus resultierenden permanenten kriegerischen Auseinandersetzungen — Scultetus wirkte während des Dreißigjährigen Krieges — hatten die Schuß-, Stich- und Frakturverletzungen absolute Priorität im chirurgischen Alltag. In

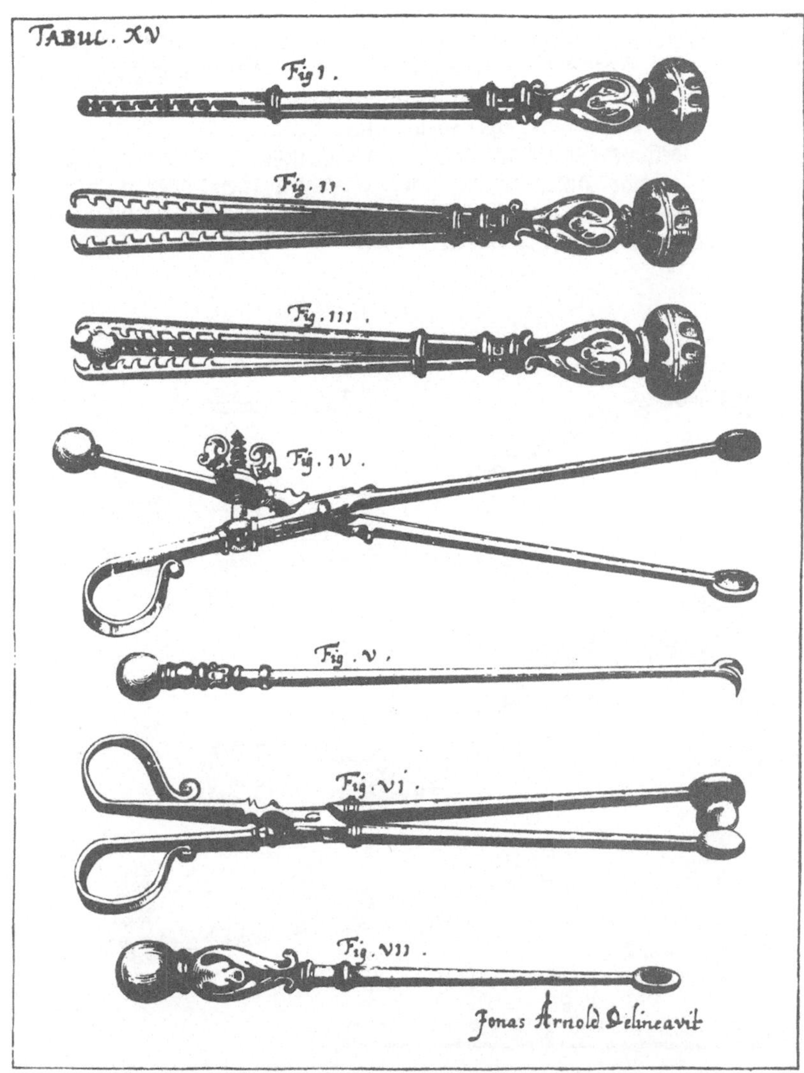

Abb. 3. Darstellung verschiedener chirurgischer Instrumente zur Kugelexzision

seinem *Armamentarium* stellt er auf 24 Tafeln die wichtigsten chirurgischen Instrumente vor und beschreibt in 32 Abhandlungen deren Anwendung und dazu 100 Fall-
schilderungen, sog. Observationes. Am Anfang des Buchs demonstriert er anhand prä-
ziser Abbildungen die wichtigsten chirurgischen Instrumente (Abb. 2 und 3). Eindrucksvoll schildert er die Verwendung der Geräte (Abb. 4).

Die I. Figur ist ein gar grosse Pfetz-Zang/mit welcher ein abgestorbene/oder mit einem Krebsschaden behaffte Hand / Finger / Fürfuß und Zähen/ohne Gebrauch eines einigen Messers zum öfftern abgezwickt wird. vid. Tabul. LIII. Fig XI. und Tabul. LIV. Fig. I. Mit besagter Pfetz-Zang werden auch die jenige Beine (welche entweder bey den Schlitz-Brüchen weit fürgehen/ und durch das strecken nicht können an ihren Ort gebracht werden ; oder in Haupt-Wunden die sehr empfindliche Hirnhäutlein schmertzlich stechen) sicher separirt und abgenommen. Vid. Tab. XXXIX. Fig. VIII.

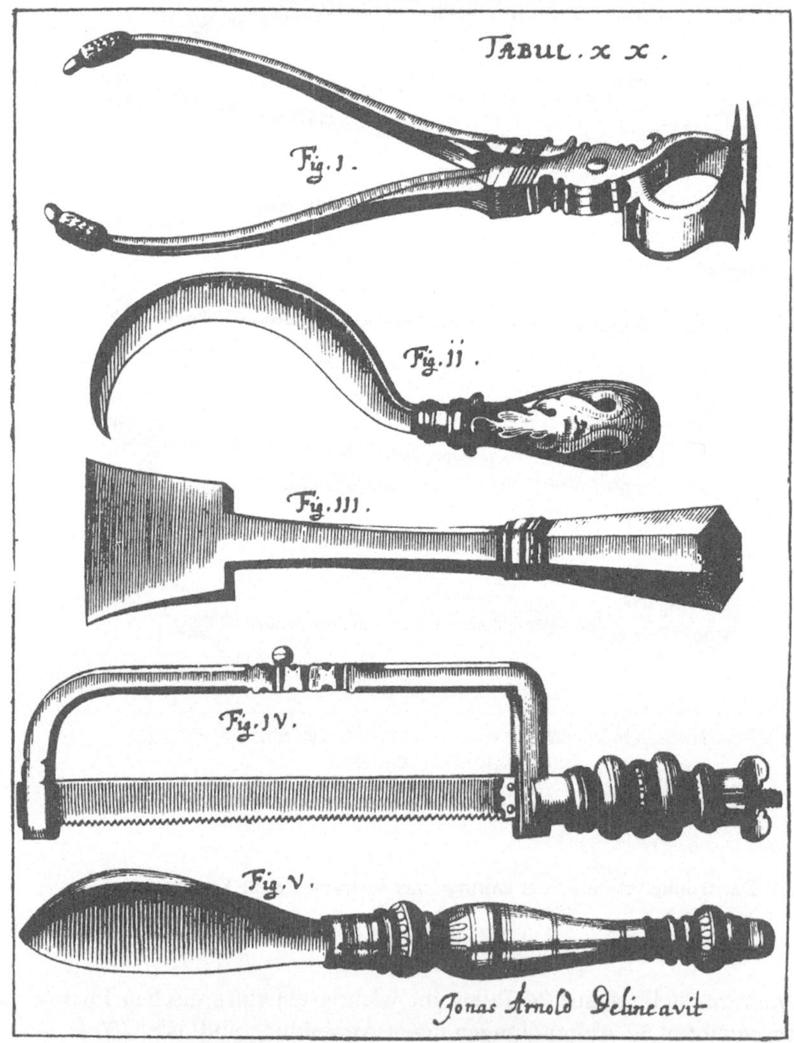

Von unterschiedlichen *Instrumenten*, so zu abnehmung eines Glieds höchst vonnöthen sind.

Abb. 4. Darstellung von Instrumenten zur Amputation

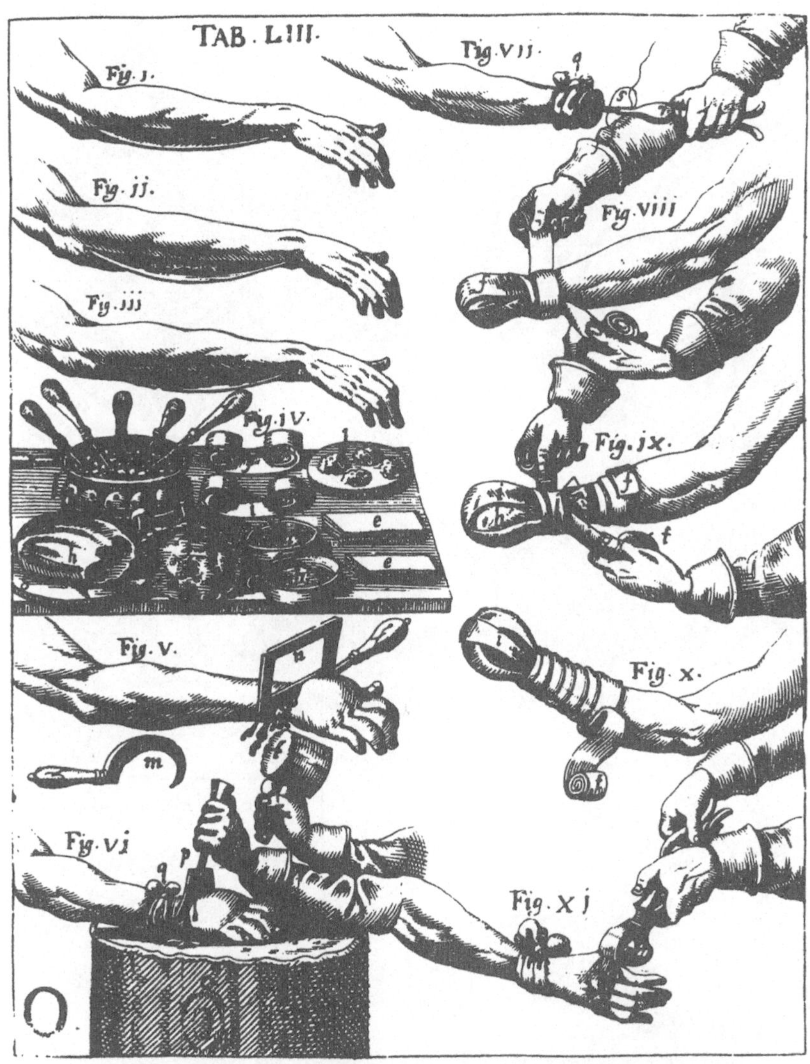

Wie die/biß auff das Marck hinein verdorbene grosse Elnbogen-Pfeiffe curiret; so dann/wie der vorder-Arm/nach abgenommener äusserster Hand; (auff was Weis und Wege gleich ein solches ge- schehen) verbunden werden solle.

Abb. 5. Darstellung einer Handamputation und Wundversorgung des Unterarms

Plastisch und ausführlich stellt er die Eingriffe bis hin zum Anlegen des richtigen Wundverbands dar (Abb. 5). Bemerkenswert ist, daß Scultetus die Eingriffe großen- teils ohne Gebrauch von Schlafschwämmen oder Opium, d. h. praktisch ohne Schmerzstillung, durchführte. Er betont deshalb mehrfach, daß nur durch beherztes und flinkes Operieren, verbunden mit trickreichen Überlistungen des Patienten, die Operationen überhaupt möglich und die Qualen der Kranken erträglich seien. Wer al- lerdings glaubt, daß die damalige Unfallchirurgie zimperlich war, der irrt. Eingriffe am

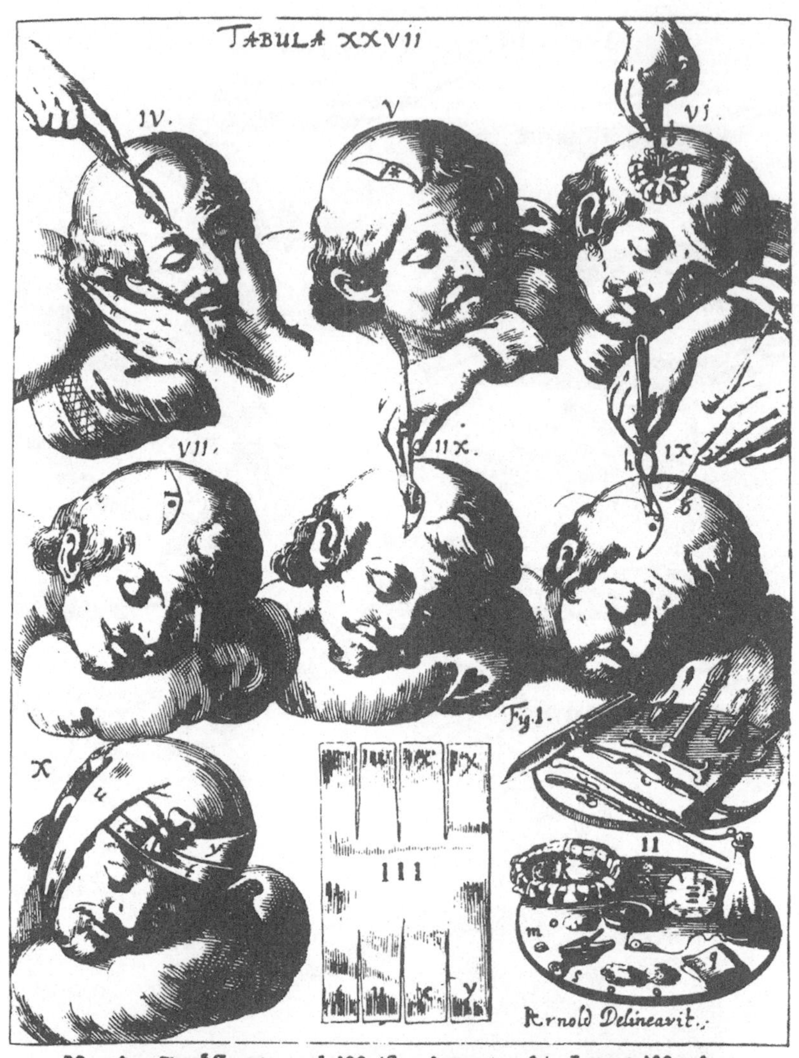

Abb. 6. Darstellung einer Schädeloperation

Schädel waren an der Tagesordnung (Abb. 6). Die Unerschrockenheit der Chirurgen
wird durch folgende Beschreibung deutlich:

Von einer Haupt-Wunden in dem Schlaff-Mäuslein / bey welcher in der Hirnschalen ein gar breit-oder weiter Spalt:
und darzu das harte Hirn-Häutlein entzün-
det war.

JM Jahr 1633. den 3. Jenner / gegen der Abend-Zeit / wurde Johannes
Anwander / ein Flötzer von Kirch-dorff / mit einem scharpffen Säbel / in
den lincken Schlaff gehauen / von welchem Hieb die Hirnschal also weit voneinander klaffete / daß ich meinen Zeig-Finger gar leichtlich in den Spalt hätte
legen können.

Zur Einrichtung von Verrenkungen und Frakturen stand ein technisch ausgefeiltes
Arsenal von Hilfsmitteln zur Verfügung (Abb. 7 und 8). Den Erfordernissen der damaligen Zeit entsprechend dominierte in der Chirurgie die Behandlung jeder Art von
Unfall- und Verletzungsfolgen. Die praktizierten Methoden waren beachtlich, und
Chirurgen wie Scultetus zeichneten sich durch Erfindungsreichtum, Unerschrockenheit und Mut aus. Kein Wunder, daß Scultetus fest davon überzeugt war, daß gerade
die unerbittliche Herausforderung des chirurgischen Wundarztes den Chirurgen erst
zu dem Experten macht, der die vielen anderen Schäden dann ebenfalls einwandfrei zu
kurieren versteht.

So schildert er nicht ohne Stolz auch große allgemeinchirurgische Eingriffe, wie die
in Abb. 9 dargestellte Mammaoperation. Die Legitimation zur Durchführung be-
stimmter Eingriffe leitete Scultetus ausschließlich davon ab, daß der Medicus auf der
Basis eines breiten theoretischen medizinischen Wissens hinreichend praktische Erfahrung gewonnen hat, um in allen chirurgischen Situationen richtig handeln zu können.
Reine Spezialkenntnisse hielt er zwar für nützlich, generaliter jedoch keinesfalls für
ausreichend. Rigoros und unbarmherzig zog er gegen alle diejenigen zu Felde, die nur
vorgaben, etwas zu verstehen, in Wirklichkeit aber den Patienten nur Schaden zufüg-
ten. So schreibt er in einer Observation einmal:

JM September deß 1637. Jahrs / wurde Maria Lutzin / von denen Boye-
rischen Soldaten sehr übel tractiret und geschlagen; Darauff gienge sie zu einem ungeschickt-und unerfahrnen Bader / und zeigete ihm / von denen empfan-
genen vielen Stössen und Schlägen / ihr auffgeloffen-und verschwollenes
Haupt. Dieser Gesell nun / hat sie zwar / aber sehr übel / curiret: in deme sie /
nach solcher unglücklichen Cur , mit grausamen Schmertzen deß Hinter-
Haupts / welchen ihr dieser Empyricus und Stümpler verursachet hat / jäm-
merlich gequälet wurde / und das daher / weil dieser ungeschickte Tropff / gleich
Anfangs solche Artzneyen übergelegt / und wider die Geschwulst gebrauchet /
welche die Eitterung befürderen und zeittigen .

Der Patient stand für Scultetus im Vordergrund all seiner Bemühungen. Ihm die
bestmögliche Hilfe angedeihen zu lassen, war das oberste Gebot seines medizinischen

und sozialen Handelns. Daran konnten auch Enttäuschungen nichts ändern, die auch ihm nicht erspart blieben und die er in einer Fallschilderung einmal deutlich so zum Ausdruck bringt:

, Dannoch aber erzeigen sich solche Patienten/ nach deme sie curiret worden seynd/ offtermaln sehr undanckbar.

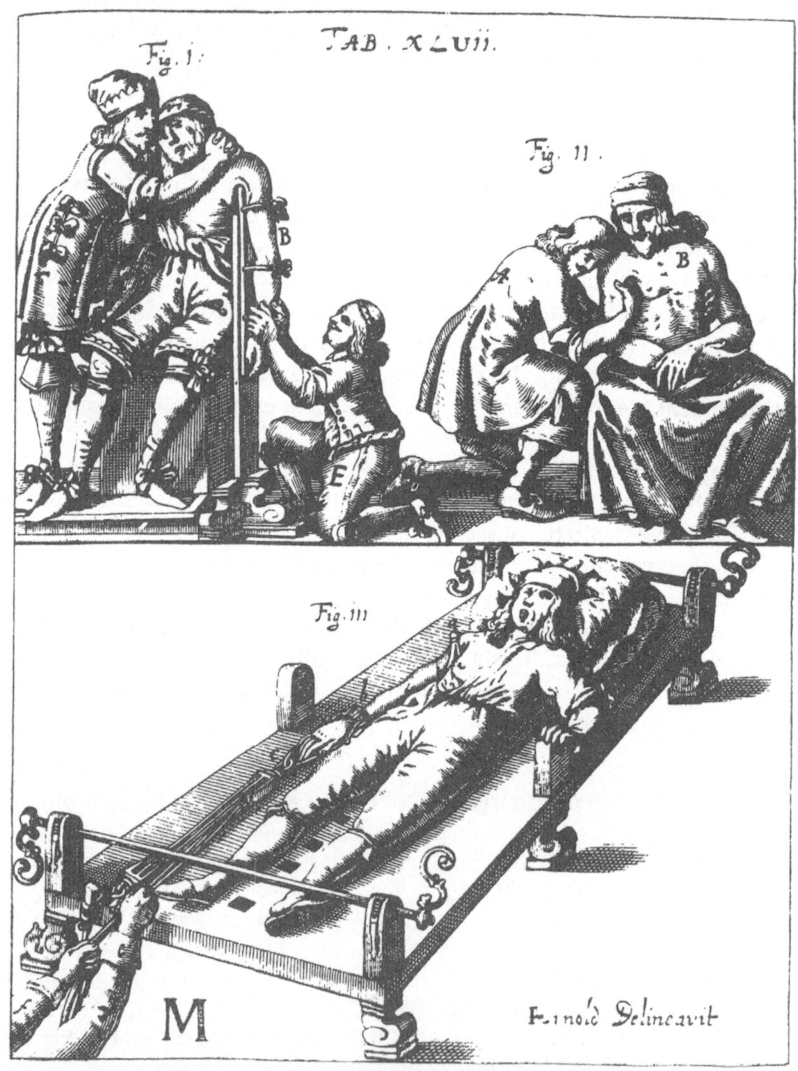

Wie das Achsel-Bein / wann es herabwärts außgewichen; auff drey
unterschiedliche Manieren gestrecket/ und wider eingerichtet werden solle.

Abb. 7. Darstellung von Repositionsmaßnahmen nach Schulterluxation

18

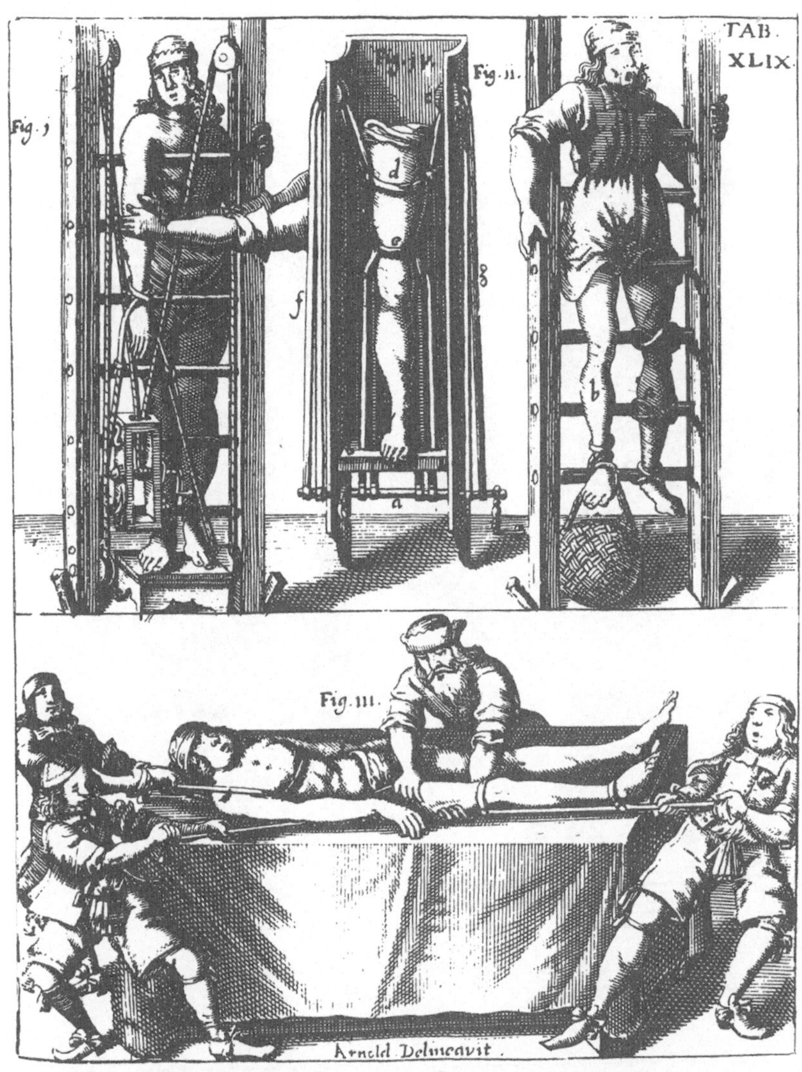

Wann der Elnbogen herfürwarts außgewichen; Sodann das obere
Schenckel-Bein verrencket und entzwey gebrochen worden/
wie solche Theile gestrecket/ und widerumb eingerichtet werden sollen.

Abb. 8. Darstellung der Reposition und Extentsion zur Frakturbehandlung

Nichts konnte ihn davon abhalten, seine Ziele konsequent zu verfolgen. Für die Verbesserung der Chirurgie scheute er keine Form der Auseinandersetzung, sei es mit den eigenen Kollegen, den nichtstudierten Konkurrenten oder seinem kommunalen Dienstherrn, dem Rat der Stadt. Dies alles macht Scultetus so sympathisch und auch für uns heute zu einem nachahmenswerten Vorbild.

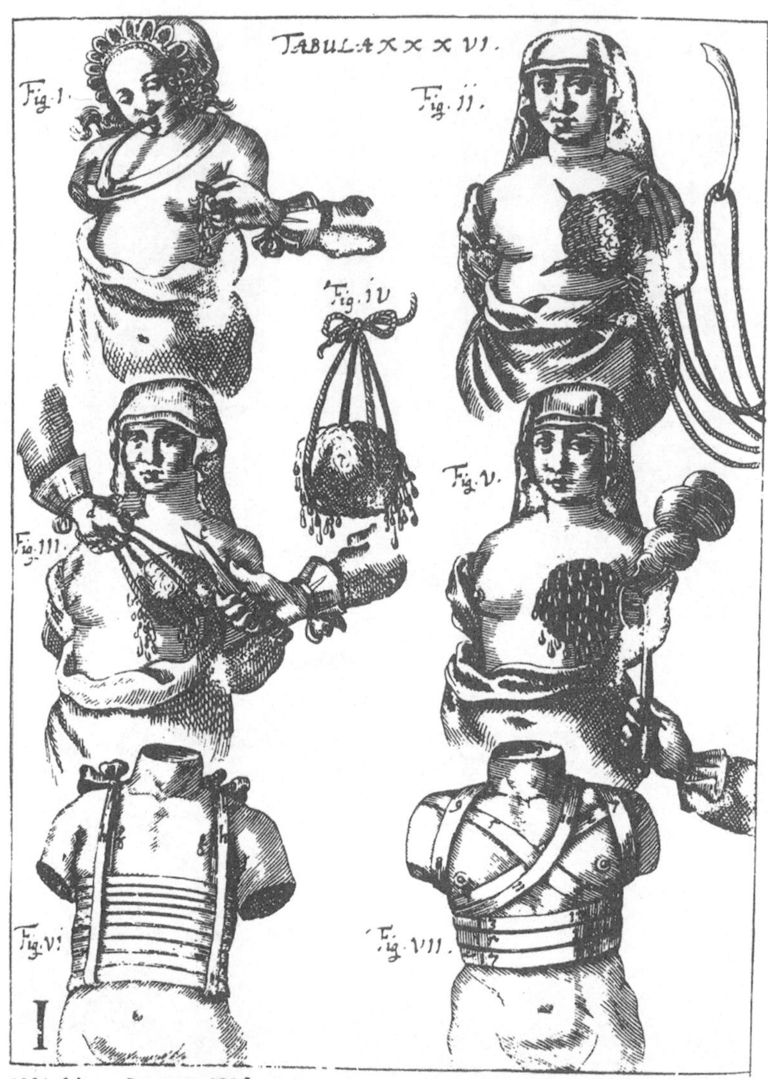

Wie die verborgene Wärtzlein an denen Brüsten der säugenden Frauen/
heraußgezogen; Die gezeitigte Geschwulst in der Brust/ geöffnet; Die/
mit einem Krebs-Schaden behaffte Brust/ hinweggeschnitten; Und
dann/ wie die mittle Höle deß Leibs/ mit deß *Sostrati* binden/ inglei=
chem auch mit deß *Galeni* Gebände/ von ihme *Cataphracta*
genannt/ verbunden werden solle.

Abb. 9. Darstellung einer Mammaoperation

Historische Entwicklung der Entstehung chirurgischer Teilgebiete: Von den Anfängen bis ins 20. Jahrhundert

K. H. Jungbluth

Einleitung

Die Traumatologie reicht zurück in die Ursprünge menschlicher Geschichte. In der Behandlung Unfallverletzter und Verwundeter ist eine entscheidende Wurzel nicht nur für die Entstehung der Chirurgie zu sehen, sondern aller Heilkunst überhaupt. Gewiß sind für die medizinische Wissenschaft — wie für die meisten naturwissenschaftlichen Fächer — Einsichten in deren geschichtlichen Werdegang zwar interessant, im Grunde aber entbehrlich. Für die Naturwissenschaften beginnt jede Entwicklung mit dem „Heute", mit dem aktuellen Kenntnisstand und den Fakten der Gegenwart.

Ganz anders stellt sich dies für das ärztliche Handeln und die wissenschaftliche Lehre dar. Sie werden ohne Besinnung auf die Traditionen des Faches nicht auskommen können. Auch ärztliche Ethik ist losgelöst von der Bildungsgeschichte des Arztes wenig aussagekräftig, und ohne Vorbild des lehrenden Arztes sind Ausbildung und Weiterbildung nur schwer vorstellbar.

Gerade in unserer Zeit, in der traditionelle Lebensformen zerbrechen, überkommene Werte menschlicher Kultur ins Zwielicht geraten, sei der Hinweis auf die Traumatologie als Quelle der Heilkunst und damit einer elementaren Leistung menschlicher Kultur erlaubt.

In seiner *Paläopathologie* hat Moody [2] u. a. einen Wirbelkörper abgebildet, in den eine steinzeitliche Speerspitze eingedrungen ist. Aus der Kallusreaktion des Knochens läßt sich schließen, daß diese Verletzung zumindest mehrere Monate überlebt wurde. Noch aussagekräftiger ist ein anderer hier dargestellter Fund [1]. Es handelt sich um das destruierte Becken einer Frau, die einem mesolithischen Stamm angehörte, der vor ca. 8000 Jahren in Nordafrika lebte. Beckenring und Kreuzbein waren zertrümmert, ineinandergestaucht und sind unter ovalärer Destruktion des Azetabulums zu einem einzigen knöchernen Block verheilt. Der dislozierte Hüftkopf ist mit dem Pfannendach durch Kallus fest verbunden. Als Ursache für eine derartige Destruktion kann nur eine schwere Gewalteinwirkung, eine Verschüttung oder Einquetschung angenommen werden. Wenn dieses schwere Trauma, das nach all unserer Kenntnis zum hämorrhagischen Schock führen mußte, überhaupt überlebt wurde, so erscheint dies ohne Heilbehandlung und aufopfernde Pflege undenkbar.

Während der ganzen Menschheitsgeschichte forderten v. a. Verletzungen und Verwundungen mitmenschlichen Beistand heraus. Akute Not, Hilflosigkeit und Todesangst der Verletzten und Erkrankten gaben den Auftrag zum Handeln und Heilen. Trotz aller Unzulänglichkeit ärztlichen Wissens sind sie die einzige Rechtfertigung unserer invasiven chirurgischen Tätigkeit bis auf den heutigen Tag.

G. Hierholzer (Hrsg.)
Unfallchirurgie
© Springer-Verlag Berlin Heidelberg 1988

Es mag schönere Errungenschaften geben als die Medizin und erhabenere als speziell die Wundarznei. Aber es gibt wohl kaum kulturelle Leistungen, die unmittelbar menschlicher wären.

Der elementare Auftrag ärztlichen Handelns besteht darin, die Lebensfähigkeit des einzelnen Individuums − und damit auch der menschlichen Gesellschaft − zu schützen und zu erhalten. Wo immer dieser Auftrag aufgegeben wird, verliert die Medizin ihre Legitimation. Mit dieser von staatlicher Gesetzgebung und gesellschaftlichen Meinungsbildungen unabhängigen Grundlage ärztlicher Ethik ist der medizinischen Wissenschaft auch zugleich eine Orientierung und Kontrolle ihres verantwortlichen Tuns geschenkt.

Der Unfallverletzte und Verwundete hat sich im Laufe der Jahrhunderte und Jahrtausende in seiner Struktur kaum gewandelt. Grundlegend verändert hat der Mensch dagegen seine Umwelt, besonders in den letzten 200 Jahren. Durch Naturwissenschaft und Technik werden Energien freigesetzt, welche die Toleranzgrenzen des menschlichen Körpers weit überschreiten. Es ist anzunehmen, daß die Zahl schwerer Verletzungen gegenüber früheren Jahrhunderten zugenommen hat, gestiegen ist allerdings auch die Chance, selbst schwerste Traumen zu überleben.

Es sei nun ein gewaltiger Sprung durch die Medizingeschichte bis ins 20. Jahrhundert, die Zeit nach dem 2. Weltkrieg, getan. Die streng naturwissenschaftliche Betrachtung der Medizin hatte zu diesem Zeitpunkt bereits eine explosionsartige Ausweitung der Chirurgie in der Diagnostik, v. a. aber auch in den konservativen und operativen Behandlungsverfahren herbeigeführt. Als Folge hatte eine Spezialisierung auf Organsysteme und Körperregionen eingesetzt mit Bildung eigenständiger Fächer und Fachgesellschaften. Zu nennen sind die Ophthalmologie, Hals-Nasen-Ohren-Heilkunde, Neurochirurgie und Gynäkologie. Ähnliches gilt auch für das Fach Orthopädie, das auf die konservative Langzeitbehandlung von Fehlstellungen und Fehlhaltungen hin konzipiert war.

Der zweite bemerkenswerte Innovationsschub nach Ende des 2. Weltkrieges hatte seine Ursache wohl vornehmlich in einem Nachholbedarf, der sich aus der Zeit des Krieges und der Jahre vor dem Kriege ergeben hatte. Zum anderen aber beruhte er auf dem engen Kontakt mit der nordamerikanischen Chirurgie. Das bevorzugte Interesse der aus dem Kriege heimgekehrten Chirurgengeneration galt damals der sog. „großen Chirurgie", der Herz- und Thoraxchirurgie. Ihr Ausbau war vornehmlich in den angelsächsischen Ländern vorangetrieben worden und basierte zum einen auf der endotrachealen Überdruckbeatmung und zum anderen auf der Operation am offenen Herzen mit Hilfe der Herz-Lungen-Maschine und der künstlichen Hypothermie.

Große Faszination übte auch die Gefäßchirurgie auf die junge Chirurgengeneration aus. Indikationsstellung, Anastomosentechnik und eine Vielzahl plastischer wie prothetischer Operationsverfahren erforderte eine spezialisierte Weiterbildung. Entstellende Verletzungsfolgen des Krieges, Defektbildungen nach ausgedehnter Tumorchirurgie und wachsende ästhetische Ansprüche einer prosperisierenden Bevölkerung waren belebende Elemente für chirurgische Arbeitsgruppen, die sich speziell mit plastischen und wiederherstellenden Maßnahmen befaßten. Unterstützt durch ein bemerkenswert exklusives Selbstverständnis der Pädiatrie und begründet auf die physiologischen und pathologisch-anatomischen Besonderheiten des frühen Kindesalters etablierten sich an vielen Kliniken rasch eigene kinderchirurgische Abteilungen.

22

Gemeinsam war den bislang genannten Spezialgebieten, daß sie wegen verhältnismäßig geringer Patientenzahlen auf Universitätskliniken und wenige große Krankenhäuser beschränkt waren. Anders stellte sich die Situation für die Traumatologie dar.
Es war nicht nur die Zahl der Verletzten als Folge der fortschreitenden Technisierung
unserer Umwelt rasch angestiegen und hatte bis zu 1/3 der Betten chirurgischer Kliniken und Krankenhäuser gefüllt, sondern auch der Schweregrad der Verletzungen und
der Anteil polytraumatisierter Patienten hatten zugenommen. Dies machte die Ausbildung zum Chirurgen mit traumatologischem Schwerpunkt erforderlich und verlangte
die Gründung unfallchirurgischer Abteilungen in großer, flächendeckender Zahl.

Zusammenfassung

Rückblickend kann man ohne Umschweife sagen, daß die führenden Chirurgen der damaligen Generation fast ausnahmslos mit Unwillen dieser Entwicklung gegenüber-
standen. Die Ursachen waren verständlich. Die meisten von ihnen hatten die Traumatologie als Kriegschirurgie erlebt und durchlitten. Auch die Tatsache, daß Homer Ma-
chaon und Podaleirios, die Söhne des Aeskulap selbst, vor Troja in Dienst stellte, ließ
diese Generation Vorbehalte gegen Feldschere und „Wundartzenei" nicht vergessen.

So hatte es die junge Generation angehender Unfallchirurgen wahrscheinlich etwas
schwerer, ihre Vorstellungen von einer modernen Traumatologie klinisch und strukturell durchzusetzen, als die Kollegen mit Schwerpunkten in anderen chirurgischen Disziplinen. Zu Hilfe kam der Traumatologie dabei die große und weltweit anerkannte Tradition der Unfallchirurgie im deutschsprachigen Raum mit den Namen Böhler, Künt-
scher, Bürkle-de la Camp und Magnus als Repräsentanten einer langen Reihe promi-
nenter Chirurgen.

Die meisten der engagierten Chirurgen sahen damals ihre Aufgabe darin, eine
schwerpunktmäßige Spezialisierung innerhalb der Chirurgie zu ermöglichen, ohne
eine breite, grundlegende Weiterbildung zum Chirurgen zu gefährden und den Zusammenhang des Faches zu zerstören.

Literatur

1. Dastugue J (1980) Paläopathologie. In: Sourma, Poulet, Martiny (Hrsg) Illustrierte Geschichte der
   Medizin, Bd. 1. Andreas & Andreas, Salzburg, S 14–23
2. Moody R L (1923) Paläopathologie

Historische Entwicklung der Entstehung chirurgischer Teilgebiete: Die Aufgliederung der Chirurgie aus der heutigen Sicht der Ärztekammer

H. J. RHEINDORF

Einleitung

Der Wortbericht des 70. Deutschen Ärztetages von 1967 in Garmisch-Partenkirchen enthält aus dem Referat des Vorsitzenden der ständigen Konferenz „Ärztliche Weiterbildung", Sewering [3], folgende Passage:

> Als Teilgebietsbezeichnungen sind nunmehr für die Chirurgie noch zwei, nämlich Kinderchirurgie und Unfallchirurgie, für das Fachgebiet der inneren Krankheiten noch drei, nämlich Gastroenterologie, Kardiologie sowie Lungen- und Bronchialerkrankungen vorgesehen. Diese Regelung ist das Ergebnis eingehender Beratungen mit den Fachgesellschaften für Chirurgie und innere Medizin zusammen mit den jeweiligen Berufsverbänden.

Begründet wurde die Einführung der Teilgebiete, um eine Aufsplitterung dieser beiden Mutterfächer in selbständige Fachgebiete zu verhindern. Mit anderen Worten: Es ist zunächst die Weiterbildung im maternen Gebiet abzuschließen, auf der sich dann die Weiterbildung im Teilgebiet aufbauen soll. Andererseits sollte mit der Einführung der Teilgebiete auch den medizinischen Entwicklungen der erforderliche Spielraum eingeräumt werden. Darüber hinaus herrschte Unbehagen darüber, daß immer neue Forderungen an die Bundesärztekammer gerichtet wurden, neue Gebiete und Zusatzbezeichnungen einzuführen mit der immanenten Gefahr, daß sich dadurch nach außen Werbeeffekte für die berufliche Tätigkeit in eigener Paxis ergeben könnten. Vielleicht interessiert in diesem Zusammenhang, daß es zum Zeitpunkt der Einführung der ersten Teilgebiete insgesamt 20 Fachgebiete gab, wenngleich der Nervenarzt seine Weiterbildung auch auf die Neurologie oder Psychiatrie als nunmehr eigenständige Fachgebiete ausrichten konnte.

So ergaben sich damals 5 Teilgebiete der Chirurgie. Betrachtet man nach 20 Jahren die zur Zeit gültige Weiterbildungsordnung, so haben wir 28 Gebiete und 18 Teilgebiete, wobei die Chirurgie zwischenzeitlich um die Gefäßchirurgie, plastische Chirurgie, Thorax- und Kardiovaskularchirurgie, Hand- und Transplantationschirurgie erweitert wurde. Ein äußerst umstrittener Chirurg möchte die Chirurgie gar in 36 Disziplinen aufgeteilt wissen. Der Ordnung halber sei angemerkt, daß wir heute von 17 Zusatzbezeichnungen ausgehen, gegenüber 8 im Jahre 1970.

Als unmittelbar Beteiligter am Weiterbildungswesen und seiner Entwicklung seit 1954, sowohl in der ständigen Konferenz „Ärztliche Weiterbildung" wie auch in dem Ausschuß „Ärztliche Weiterbildung", kann vom Autor mit Fug und Recht gesagt werden, daß er persönlich der Einführung von Teilgebieten mit äußerster Reserve gegenübertrat. Von Anfang an hat Rheindorf [2] der Auffassung widersprochen, man könne die

G. Hierholzer (Hrsg.)
Unfallchirurgie
© Springer-Verlag Berlin Heidelberg 1988

Teilgebiete eben auf jene anfänglich 5 begrenzen. Dies war übrigens ein erklärtes Ziel der Promotoren, die hinsichtlich der inneren Medizin insofern Grund für die Einführung der Teilgebiete sahen, wollten sie doch im Rahmen der Harmonisierung des Arztrechts in Europa die 5 französischen „Fach"ärzte in der inneren Medizin in der Bundesrepublik Deutschland verhindern.

Bleiben wir bei den Teilgebieten Kinderchirurgie und Unfallchirurgie. Bis zur Stunde ist es dadurch gelungen, ein selbständiges Gebiet Kinderchirurgie zu verhindern, obwohl deren Vertreter immer wieder z. T. gut begründete Vorlagen, die für eine Verselbständigung dieses Gebietes sprechen, ausgearbeitet hatten.

Anders sieht es im Teilgebiet Unfallchirurgie aus, einem Teilgebiet, dem der Autor auch selbst von Anfang an — in Wort und Schrift und aus Überzeugung — eine entsprechende Eigenständigkeit zugesprochen hat. Die Unfallchirurgie in ihrer Bedeutung und in ihrem Ausmaß ist nicht mehr im Rahmen der gesamten Chirurgie „nebenher" zu vertreten. Die Unfallchirurgie erfordert vielmehr eine qualifizierte, auf das Teilgebiet konzentrierte vieljährige Erfahrung im akuten und rehabilitativen Geschehen. Das gilt für den Leiter unfallchirurgischer Abteilungen ebenso wie für die Weiterbildung des ärztlichen Nachwuchses dieses Teilgebietes.

An diesem Punkt der Weiterbildung setzt die Kritik aber insofern ein, als die für das Teilgebiet angegebenen Mindestweiterbildungszeiten oftmals buchstabengetreu auch gleichzeitig als Grenze des Zumutbaren für den ärztlichen Nachwuchs angesehen werden. Zu Recht wird von mancher Seite darüber geklagt, diese Mindestweiterbildungszeiten reichten eben nicht aus. Wenn dem so ist, dann muß man an die zur Weiterbildung im Teilgebiet Ermächtigten appellieren, hier die Qualität vor das Zeitmaß zu setzen. Die Weiterbildung kann erst für abgeschlossen und der Kandidat für prüfungsreif erklärt werden, wenn ohne Zögern der Name des letzten die Weiterbildung leitenden Arztes unter das Zeugnis mit Eignungsvermerk gesetzt wird.

Zunächst war es möglich, die Weiterbildung im Teilgebiet in der Mindestzeit völlig im maternen Fach einzubauen. Diese damalige großzügige Handhabung war später schon deshalb nicht mehr zu verantworten, als es offensichtlich wurde, daß diese „innere Spezialisierung" zwangsläufig zu einer Vernachlässigung der breiten Weiterbildung im Fachgebiet selbst führen mußte. Unterdessen hat die Weiterbildungsordnung eine konkrete Fassung:

Dementsprechend soll die Weiterbildung in einem Teilgebiet auch in der Regel auf die Weiterbildung im zugehörigen Gebiet aufbauen; sie kann allerdings auch teilweise in dem Gebiet durchgeführt werden, dem das Teilgebiet zugehört.

Dies bedeutet auf das Teilgebiet der Unfallchirurgie bezogen, daß auch heute noch 2 Jahre im Teilgebiet auf die Mindestweiterbildungszeit im Gebiet angerechnet werden können, allerdings dann mit der Einschränkung, daß ein 7. Jahr in jedem Fall erforderlich ist. Dieses muß trotz der 2 Jahre wiederum in der Unfallchirurgie abgeleistet werden.

Es ist die Aufgabe gestellt, über die historische Entwicklung zu sprechen. Das soll in der kurz bemessenen Zeit unter Zugrundelegung der dem Autor zugänglichen Schriftstücke getan werden. Zunächst einmal löste die Einführung des Teilgebietes Unfallchirurgie, wie das bei allen neu eingeführten Teilgebieten verständlich ist, bei vielen Chirurgen eine große Unruhe aus. Es wurde damit den Chirurgen das Organisationsrecht des Krankenhausträgers vor Augen gehalten mit der Forderung, unfallchirurgische Stationen oder Abteilungen einzurichten mit dem erklärten Ziel, eine Verselbständigung, wenngleich „unter einem Dach", zu erreichen. Das ist immer ein längerdauernder Prozeß und wird von den in dieser Materie Erfahrenen auf 20–30 Jahre angesetzt. Dazu kam die Vorstellung, man müsse als erfahrener, allumfassend tätiger Chirurg die Teilgebietsbezeichnung angetragen bekommen mit dem Recht, diese zu führen, ohne sich ganz auf dieses Teilgebiet beschränken zu müssen. Gleichzeitig bestand die Erwartung, auch das Recht zu erhalten, sowohl für das materne Fach wie für das Teilgebiet zur Weiterbildung ermächtigt zu werden. Letzteres schließt die Weiterbildungsordnung aber aus.

Es wurde und wird der Versuch unternommen, über den Umweg der Ermächtigung eines Oberarztes ohne Verselbständigung der Unfallchirurgie doch noch alles in einer Hand zu behalten. Dabei handelt es sich aber nicht um eine gegliederte Struktur unter einem Dach, die Sinn und Zweck der Einführung von Teilgebieten ist. So hat sich die Landesärztekammer Hessen bis zur Stunde dagegen gewehrt, Oberärzten, die ihrer Stellung nach Vertreter des leitenden Arztes sind, eine eigenständige Ermächtigung zu geben. Ausnahmen werden nur gemacht, sofern durch Vertrag mit dem Krankenhausträger für den Oberarzt fachliche Unabhängigkeit und Organisationsrecht gewährleistet sind und für ihn in praxi eine leitende Arztfunktion besteht. Es gibt eine Reihe derartiger Fälle, die damit begründet werden, daß eine andere Regelung wegen eines alten Vertrages mit dem Chefarzt des Gesamtgebietes nicht möglich ist. Junghanns [1] schrieb in diesem Zusammenhang 1968 u. a.:

> Daraus schließen manche Chirurgen, daß sie als Fachärzte für Chirurgie auch in den Teilgebieten Kinderchirurgie oder Unfallchirurgie ausbilden dürfen, wenn sie die Teilgebietsbezeichnung zwar erworben haben, aber nicht ausdrücklich führen. Angeblich will man auf diese Weise den allgemeinen Chirurgen doch die Gelegenheit geben, auch in den Teilgebieten weiterzubilden. Es erscheint bei dieser Zweifelsfrage angebracht, daß sich alle Landesärztekammern zu diesem Punkt eindeutig äußern, damit Einheitlichkeit im Bundesgebiet erreicht wird.

Nach Junghanns führt aber eine solche Regelung zu einer völligen Verwässerung der Ermächtigung zur Weiterbildung. Seiner Auffassung nach kann nur derjenige eine Weiterbildung vornehmen, der die Ermächtigung dazu hat und die entsprechende Teilgebietsbezeichnung auch führt. Das bedeutet weiterhin, daß er sich im wesentlichen mit diesem Teilgebiet beschäftigt.

Zusammenfassung

Verfolgt man die letzten 17 Jahre, so bleibt festzustellen, daß es den Unfallchirurgen gelungen ist, sich vielerorts durchzusetzen und beachtliche Abteilungen aufzubauen. Wenn es um das Unfallgeschehen des Polytraumatisierten geht, gibt es dennoch ständig Auseinandersetzungen mit den anderen Chirurgen, die durch Gefäßchirurgen, Thoraxchirurgen u. a. unterstützt werden. Man kann sich des Eindruckes nicht erwehren, als hielte der Versuch an, den Unfallchirurgen in die Ecke desjenigen zu drängen, der sich ausschließlich mit Knochen und Gelenken zu befassen habe. Die Unfallchirurgen sollten sich damit nicht begnügen. Die Richtlinien über die Weiterbildung im Teilgebiet werden aufgeweicht, wenn sie sich darauf beschränken, eine Vielzahl von operativen Eingriffen anzuerkennen, die nicht unter der Aufsicht oder Anleitung des ermächtigten Unfallchirurgen durchgeführt wurden. Einer allzu knappen Auslegung der

Weiterbildungsordnung ist Widerstand entgegenzubringen. So hat der Autor in den Anschlußberatungen um die Neugestaltung der Weiterbildungsordnung gefordert, daß der Operationskatalog des Unfallchirurgen eigenständig sein soll. Es kann nicht Bezug genommen werden auf das, was im Rahmen der Weiterbildung zum Chirurgen bereits an operativen Eingriffen erfolgte. Die Leitung ausgewiesener Unfallchirurgen ist dazu erforderlich.

Große Sorgen bereitet nach wie vor die Uneinheitlichkeit des Weiterbildungswesens, die sich aus unterschiedlichen Entscheidungspraktiken der einzelnen Landesärztekammern ergibt. Man kann diese nicht leugnen. Konsequent erscheint daher, daß die Unfallchirurgen ihren ganzen Einfluß bei den Ärztekammern geltend machen und auf Mitwirkung drängen. Diese Mitwirkung ist in den Gremien erforderlich, in denen es um Fragen der Weiterbildung und der Ermächtigung der leitenden Ärzte geht. Schließlich sollten sich die Unfallchirurgen mit Intensität an den Gebiets- und Teilgebietsprüfungen beteiligen.

Wenn im Mittelpunkt unseres ärztlichen Handelns der Patient steht und dieses kein Lippenbekenntnis sein darf, dann ist gerade die Unfallchirurgie förderungswürdig und hat eine große Bedeutung. Gutachter- und Schlichtungsstellen bei den Ärztekammern sollten nicht oft als letzte Instanz vermeidbare Unfallfolgen begutachten und beurteilen müssen. Salus aegroti, suprema lex.

Literatur

1. Junghanns in einem Brief an die Bundesärztekammer in seiner Eigenschaft als Generalsekretär der Deutschen Gesellschaft für Chirurgie
2. Rheindorf H J in: Ständige Konferenz „ärztliche Weiterbildung" der Bundesärztekammer
3. Sewering Wortbericht 70. Deutscher Ärztetag 1967 (Bundesärztekammer)

Unfallchirurgie aus der Sicht eines Präsidiumsmitgliedes der Deutschen Gesellschaft für Chirurgie

L. KOSLOWSKI

Einleitung

Das Präsidium der Deutschen Gesellschaft für Chirurgie ist heute kein Ältestenrat mehr und schon gar kein Olymp, sondern ein recht heterogenes Gremium. 1/3 der Mitglieder stellen die Altpräsidenten, 2 davon als gewählte Vertreter der Senatoren, 1/4 sind Vertreter der Sektionen, also der Teilgebiete, einschließlich der experimentellen Chirurgie, der Rest sind Allgemeinchirurgen. Die Uraltpräsidenten, d. h. 6 Jahre nach ihrem Amtsjahr als Präsident, können als Senatoren an den Sitzungen des Präsidiums teilnehmen, sind aber nicht stimmberechtigt. Aus dieser Aufschlüsselung geht hervor, daß die Perspektiven eines Präsidiumsmitgliedes sehr unterschiedlich sein können. Ich vermag daher hier nicht den Standpunkt der Präsidiumsmitglieder generell, sondern nur meine eigene Sicht der Dinge zu vertreten.

Die Unfallchirurgie innerhalb der Gesamtchirurgie

Zum Zeitpunkt meiner Berufung zum Direktor einer Chirurgischen Universitätsklinik, also vor rund 20 Jahren, gab es dort nur einen Fachvertreter für das Gesamtgebiet Chirurgie. Seit der Aufgliederung der Klinik in mehrere Fachabteilungen vertrete ich die Allgemeinchirurgie und das Teilgebiet Unfallchirurgie. Für beide war ich bis vor einigen Jahren zur Weiterbildung ermächtigt. Nunmehr trägt die Weiterbildungsermächtigung für die Unfallchirurgie einer meiner Oberärzte.

Im Präsidium fühle ich mich verpflichtet, sowohl die Belange des Gesamtgebietes Chirurgie wie auch des Teilgebietes Unfallchirurgie zu bedenken und zu vertreten, genau wie dies die Kollegen Hierholzer und Weller tun. Ich sehe natürlich, daß im Bereich der Forschung und auch der operativen Weiterentwicklung Allgemeinchirurgie und Unfallchirurgie heute nicht mehr von einer Person mit der erforderlichen Intensität betrieben werden können. In der klinischen Praxis ist dies gleichwohl möglich.

Was einem Präsidiumsmitglied besonders auffällt, ist die unscharfe Definition der Unfallchirurgie. Im Gegensatz zur Thorax- und Kardiovaskularchirurgie oder zur rein peripheren Gefäßchirurgie und auch zur plastischen Chirurgie, deren Aufgabenbereiche anatomisch definiert sind, aber auch zur Kinderchirurgie, die durch das Lebensalter der Patienten begrenzt ist, stützt sich der Begriff „Unfallchirurgie" auf eine Ätiologie, nämlich die traumatische. Hier beginnen bereits Kompromisse: Verletzungen des Zentralnervensystems werden unstreitig der Neurochirurgie zugeordnet, Verletzungen des Herzens und der großen Gefäße der Kardiovaskularchirurgie. Bei Verletzungen der Brustwand, der Pleura und der Lunge wie auch der Bauchwand und der Bauchorgane

G. Hierholzer (Hrsg.)
Unfallchirurgie
© Springer-Verlag Berlin Heidelberg 1988

scheint es dem einzelnen Unfallchirurgen überlassen, ob er sie seinem Teilgebiet zurechnet oder aber der Allgemeinchirurgie. Hier entstehen Meinungsverschiedenheiten im Präsidium wie auch in der Zusammenarbeit in den Krankenhäusern.

Eine weitere Schwierigkeit besteht darin, daß in der klinischen Praxis zahlreiche nichttraumatische Erkrankungen wie Entzündungen und Geschwülste des Skeletts, aber auch degenerative Erkrankungen wie die Arthrosen, ganz selbstverständlich der Unfallchirurgie zugerechnet werden. Es bestehen Überschneidungen mit der Orthopädie, deren ureigenstes Gebiet dann eigentlich nur noch die angeborenen Fehlbildungen am Stütz- und Bewegungssystem bleiben. Damit stellen sich Fragen, die eine wissenschaftliche Definition der Unfallchirurgie zur Zeit erschweren. Hier liegt auch das Problem für das Präsidium unserer Fachgesellschaft, die für die reine Lehre im Gesamtgebiet Chirurgie gleichsam verantwortlich ist. Ein so heterogenes Gremium wie das Präsidium kann bei Streitfällen nicht als Schiedsrichter auftreten.

Ursprünglich war eine Verteidigungsstellung gegenüber den Ansprüchen der Orthopädie auf die Zuständigkeit für traumatische Schäden am Stütz- und Bewegungssystem errichtet. Jetzt wenden sich extreme Vertreter der Unfallchirurgie offensiv gegen die Allgemeinchirurgen und machen ihnen die Versorgung von Traumen der großen Körperhöhlen und die Entscheidung über die Prioritäten der Versorgung von Polytraumen streitig. Auf ein weiteres Problem ist noch hinzuweisen: Im Gesamtgebiet der Chirurgie stehen die Unfallchirurgen gegen die Ansprüche der Orthopäden, mit denen sie aber in der Deutschen Gesellschaft für Unfallheilkunde und in der Deutschen Arbeitsgemeinschaft für Osteosynthesefragen einträchtig und freundschaftlich zusammenarbeiten und dort trotz aller berufsständischen Fragen das entwickelte gute Arbeitsverhältnis pflegen wollen. Drängt sich hier nicht der Vergleich mit einem Januskopf auf? Welches sind nun die wahren Absichten des Unfallchirurgen? Ist das Bekenntnis zur Chirurgie mit einer so weitgehenden Aufgeschlossenheit zum Nachbargebiet wirklich zu vereinbaren?

Meine persönliche Stellungnahme wird mir dadurch erschwert, daß ich 1969 gemeinsam mit Siegfried Weller zur Gründung der Deutschen Sektion der Arbeitsgemeinschaft für Osteosynthesefragen aufgerufen habe und seither ihr Mitglied bin. Damals haben wir eine Anzahl von operativ tätigen Orthopäden, deren unfallchirurgische Fähigkeiten uns wohlbekannt waren, arglos zum Eintritt in die Deutsche AO eingeladen. Dabei stand uns das Modell der Schweizerischen AO vor Augen. In der Schweiz gibt es aber kein Teilgebiet „Unfallchirurgie", sondern eine „Orthopädische Chirurgie". Zugespitzt formuliert, sehe ich die Unfallchirurgen in einer Polarisierung: in einem Verteidigungskampf gegen die Orthopäden und in einer Angriffshaltung gegen die Allgemeinchirurgen. Die unfallchirurgischen Kollegen erklären immer wieder, wir seien doch alle Chirurgen. Das ist selbstverständlich auch meine Meinung, nur sehe ich offene Fragen, die der Klärung bedürfen.

Das Präsidium soll alle Interessen berücksichtigen, die in der Deutschen Gesellschaft für Chirurgie zusammengefaßt sind. Aber das Gewicht dieser Interessen ist unterschiedlich, und hier drängt sich mir der Vergleich mit dem Deutschen Ärztetag auf, der in erster Linie die Interessen der niedergelassenen Ärzte für Allgemeinmedizin vertritt, ganz einfach, weil sie die überwältigende Mehrheit darstellen. Ähnlich ist es in der Deutschen Gesellschaft für Chirurgie, die ganz überwiegend aus Chirurgen an ungeteilten chirurgischen Krankenhausabteilungen besteht. Bei den Teilgebieten gibt es erhebliche zahlenmäßige Unterschiede, man vergleiche nur die geringe Zahl der plastischen Chirurgen und Kinderchirurgen mit der sehr viel größeren Zahl der Unfallchirurgen.

Was soll aus der Chirurgie werden, wenn eines Tages die peripheren Gefäßchirurgen mit Teilgebietsanerkennung den Allgemeinchirurgen verwehren wollten, Gefäße zu operieren? Es ist abzusehen, daß unser Gebiet „Chirurgie" zerfallen wird, wenn wir nicht aufhören, immer neue Zäune zu errichten. Von dem englischen Chirurgen Sir Dennis Browne stammt der Satz: „Es ist nicht unsere Aufgabe, Monopole zu schaffen, sondern Standards zu setzen."

Auf wissenschaftlichem Gebiet, d. h. in Forschung und Lehre, darf es ohnehin keine Beschränkungen geben. Hervorragende unfallchirurgische Arbeiten werden aus allgemeinchirurgischen Kliniken veröffentlicht, meist über Fragen der Grundlagenforschung, aber auch der Praxis. Es gilt also, den chirurgischen Generalisten zu erhalten, der bis zu einem gewissen Schwierigkeitsgrad auch die Standardeingriffe der Teilgebiete beherrscht, wie es von ihm im Operationskatalog der Weiterbildungsordnung verlangt wird. Andererseits brauchen wir das Spezialistentum, um auf begrenzten Feldern Höchstleistungen zu erreichen. So wissen wir alle, daß ein biomechanisches Verständnis für die Weiterbildung im Teilgebiet Unfallchirurgie notwendig ist. Wir wissen aber auch, daß die Pathophysiologie der inneren Organe, der Atmung, des Kreislaufs und des Stoffwechsels bei den Viszeralchirurgen besonders gepflegt wird.

Zusammenfassung

Aus der Sicht eines Präsidiumsmitgliedes erscheint mir in der wissenschaftlichen Chirurgie die Forschung am Stütz- und Bewegungssystem unabdingbar. In Weiterbildung und täglicher Praxis ist die Unfallchirurgie neben der Chirurgie der großen Körperhöhlen die wichtigste Säule unseres Gebietes und absolut unverzichtbar. Insoweit bin ich mit den unfallchirurgischen Freunden grundsätzlich einer Meinung. Es wäre aber aus meiner Sicht der Chirurgie dienlich, wenn die Unfallchirurgen sich auf das Stütz- und Bewegungssystem beschränken würden.

Meines Erachtens sollten die Unfallchirurgen ihr Verhältnis zur Orthopädie klären. Ich finde es fragwürdig, im Gesamtgebiet Chirurgie den Anspruch der Orthopäden auf die Versorgung frischer Verletzungen abzuwehren, in der Arbeitsgemeinschaft für Osteosynthesefragen und in der Deutschen Gesellschaft für Unfallheilkunde aber einträchtig zusammenzuarbeiten und gemeinsam neue Verfahren zu entwickeln. Sind beide Standpunkte konsequent?

Niemand von uns will, daß die Verletzungen des Stütz- und Bewegungssystems zur Domäne der Orthopäden werden. Warum laden wir die chirurgisch tätigen Orthopäden nicht ein, sich wieder in die Chirurgie, ihr Mutterfach, zu integrieren und gemeinsam mit den Unfallchirurgen ein Teilgebiet „Orthopädische Chirurgie" zu bilden? Dies würde dem internationalen Standard entsprechen und die Zweifrontenstellung beenden, allerdings auch voraussetzen, daß die orthopädischen Chirurgen sich von ihren konservativen orthopädischen Kollegen trennen.

Damit wäre das Selbstverständnis der am Stütz- und Bewegungssystem arbeitenden Operateure bereinigt und einem Grundgesetz in der Chirurgie wieder Geltung verschafft, nämlich der Aufgabenteilung nach anatomischen Gesetzen. Bei allen offenen Fragen nehme ich zur Kenntnis, daß nicht wenige Unfallchirurgen ihr Bekenntnis zur

Chirurgie bekräftigen und damit die Bereitschaft für eine einvernehmliche Lösung
zeigen.

Literatur

1. Brug E (1986) Kommentar des Unfallchirurgen. Aktuel Chir 21: 19–20
2. Friedrich B (1980) Stellungnahme des Unfallchirurgen zum Artikel von L. Koslowski. Dtsch Ärztebl 77: 1339
3. Koslowski L (1980) Unfallchirurgie – ein falsches Etikett? Dtsch Aerztebl 77: 1338–1339
4. Koslowski L (1985) Der Allgemeinchirurg als Unfallchirurg. Aktuel Chir 20: 113–114
5. Koslowski L (1986) Schlußwort. Aktuel Chir 21: 20

Struktur und Aufgaben der Unfallchirurgie an den Universitäten und Lehrkrankenhäusern

K. P. SCHMIT-NEUERBURG

Einleitung

Die traditionelle Aufgabenstellung deutscher Hochschulkliniken ist die Verbindung von ärztlicher Ausbildung und Weiterbildung mit Krankenversorgung und klinischer Forschung. Die enge Verbindung zwischen Anwendung und Weitergabe des Wissens und dessen ständige Erweiterung durch naturwissenschaftlich geprägte Forschung war die Grundidee der preußischen Universitätsreform. Die Spitzenstellung der deutschen Medizin veranlaßte Abraham Flexner, in einer 1910 erschienenen Denkschrift die radikale Neuordnung der medizinischen Ausbildung nach deutschem Vorbild vorzuschlagen und in den USA auch durchzusetzen [1]. Während die Zeit des Dritten Reiches und die Nachkriegszeit die Leistungsfähigkeit der deutschen Hochschulkliniken für ca. 30 Jahre einengten, fand in den USA unter dem Einfluß neuer Bestimmungsfaktoren bereits die Weiterentwicklung statt. Das wesentliche Element dieser Entwicklung waren Strukturveränderungen der medizinischen Ausbildungs- und Forschungseinrichtungen, die seit 1968 auch den Medizinempfehlungen des deutschen Wissenschaftsrates zur Neuordnung der deutschen Hochschulkliniken zugrunde liegen. Mit wenigen Korrekturen wurden sie auch in die Medizinempfehlungen des Wissenschaftsrates 1976 und 1986 übernommen und haben nicht unwesentlich zum gegenwärtigen Leistungsstand der Hochschulkliniken beigetragen. Die Struktur der heute vorhandenen 19 Lehrstühle und selbständigen Abteilungen für Unfallchirurgie an den insgesamt 27 deutschen Universitäten wurde dadurch maßgebend beeinflußt. Die Merkmale dieser Strukturreform kommen in folgenden Leitsätzen zum Ausdruck:

1. Die zunehmende Komplexität klinischer Forschung zwingt zu arbeitsteiliger und fachübergreifender Forschung autonomer Gruppen, die in den Schwerpunkten der klinischen Fachgebiete aus spezialisierten Klinikern gebildet werden und voll verantwortlich jeweils einem kompetenten Spezialisten in Abteilungsleiterposition unterstellt sind. Dieser schafft die organisatorischen und personellen Voraussetzungen und sorgt für die finanziellen Haushalts- und Drittmittel.
2. Die schnelle Zunahme medizinischen Wissens und die rasche Umsetzung der Erkenntnisse in klinische Anwendungsmöglichkeiten in Diagnostik und Therapie erfordern die Einrichtung klinischer Spezialabteilungen überschaubarer Größe, die in der Regel über mindestens 60 Klinikbetten und Spezialambulanzen verfügen.
3. Die Ausstattung klinischer Spezialabteilungen mit ausgebildeten und wissenschaftlich qualifizierten Fachärzten und entsprechendem Fachpersonal ist eine Grundvoraussetzung für die reibungslose Funktion und Effektivität zur Erfüllung ihrer Aufgaben in Forschung, Lehre, Krankenversorgung und Weiterbildung.

G. Hierholzer (Hrsg.)
Unfallchirurgie
© Springer-Verlag Berlin Heidelberg 1988

4. Die Weitergabe neuer Erkenntnisse und therapeutischer Techniken an Fachärzte, Assistenten und Studenten im klinischen Ausbildungsabschnitt ist an die Verfügbarkeit eines speziellen Krankengutes gebunden, das weniger durch die Bettenzahl als durch den raschen Wechsel in der Bettenbelegung gewährleistet wird.
5. Durch die organisatorische und bauliche Zusammenfassung selbständiger Spezialabteilungen eines klinischen Fachgebietes mit medizinisch-theoretischen und experimentellen Forschungseinrichtungen, Abteilungen für Diagnostik und Therapie und durch Bereitstellung gemeinsamer Einrichtungen werden klinische Zentren gebildet. Qualität und Effektivität erleichtern es, den erhöhten finanziellen Aufwand für die personalintensive Ausstattung und für die Durchführung von Forschungsprogrammen zu rechtfertigen.
6. Die bestehenden Verpflichtungen in der ärztlichen Ausbildung, Weiterbildung und Krankenversorgung erfordern den organisatorischen Verbund der Spezialabteilungen eines Fachgebietes durch kollegiale Führungsgremien und durch die Stellung eines geschäftsführenden Direktors, der die übergeordneten Aufgaben koordiniert und das klinische Zentrum nach außen vertritt.
7. Da die Hochschulkliniken aufgrund ihrer beschränkten Bettenzahl nur an der Maximalversorgung der Bevölkerung teilnehmen und das Krankengut für die ärztliche Ausbildung aller Studenten im praktischen Studienjahr und für die Weiterbildung aller Facharztanwärter in den klinischen Fachgebieten nicht ausreicht, muß die obengenannte strukturelle Gliederung auch für die akademischen Lehrkrankenhäuser sowie für die Akutkrankenhäuser der II. und III. Versorgungsstufe gefordert werden. Die klinisch und wissenschaftlich qualifizierten Fachärzte und Spezialisten der Hochschulkliniken bilden ein natürliches Reservoir für die Besetzung der Abteilungsleiterpositionen an den akademischen Lehrkrankenhäusern und Akutkrankenhäusern mit gegliederter Abteilungsstruktur.

Es ist festzustellen, daß diese im engen Kontakt mit den Fachgesellschaften entwickelten Leitsätze, die auch in der Neuordnung der Gebiete und Teilgebiete ihre Berücksichtigung fanden, noch nicht an allen Universitäten realisiert werden konnten. An den Stellen, an denen Neugründungen die Verwirklichung zuließen, wurde die Richtigkeit dieser Empfehlungen durch die seither erzielten Ergebnisse bestätigt. Das gilt insbesondere für die chirurgischen Zentren, deren Dreigliederung in allgemeine Chirurgie, Herz-Thorax- und Kardiovaskularchirurgie sowie Unfallchirurgie ausdrücklich nicht organbezogen, sondern nach vorhandenen Forschungsschwerpunkten und nach fachspezifischen Aufgaben durchgeführt wurde. Diese Aufgaben, welche die klinische Forschung im operativen Gebiet von den nichtoperativen Fächern unterscheiden, sind z. B.:

— Entwicklung, Einführung und schulmäßige Anwendung von Operationsmethoden
— Erprobung neuer OP-Techniken, Materialien und Implantate
— Vergleich konkurrierender Operationsmethoden
— Analyse von Operationsergebnissen und Komplikationen
— Durchführung präventiver und wiederherstellender Chirurgie
— Prävention operationsbedingter Komplikationen
— Wahrnehmung interdisziplinärer Aufgaben

Beispielhaft für klinische Forschungsleistungen werden in den Medizinempfehlungen des Wissenschaftsrates 1986 ausdrücklich die Unfallrettung, die Primärversorgung Schwerverletzter und die interdisziplinäre Schockforschung hervorgehoben. Diese ist wesentlich an den strukturell gegliederten Hochschulkliniken durchgeführt worden.

Aufgabenstellung der Unfallchirurgie

Krankenversorgung

Die Aufgabenstellung der Unfallchirurgie ist im Unterschied zur Neurochirurgie oder Urologie keineswegs organbezogen und nicht auf die Verletzungen des Stütz- und Bewegungsapparates beschränkt. Sie betrifft vielmehr die Gesamtversorgung des Unfallverletzten von der Unfallrettung bis zur Rehabilitation und ist daher auch nicht außerhalb der Chirurgie vorstellbar. Die lückenlose Versorgung des Frisch- und Mehrfachverletzten ist ein gutes Beispiel für die zu fordernde kollegiale Zusammenarbeit der chirurgischen Teilgebiete: Die Verantwortung des Unfallchirurgen erstreckt sich in erster Linie auf die Abwendung der akuten Lebensgefahr, auf die Akutdiagnostik und Einleitung der lebenserhaltenden Erstmaßnahmen, kann jedoch keineswegs die qualifizierte operative Versorgung aller Einzel- oder Organverletzungen beinhalten. Ihm obliegt vielmehr von Anbeginn die Aufgabe der „qualifizierten Steuerung" [2]: Der Unfallchirurg soll schnell und zuverlässig die interdisziplinäre Versorgung des Mehrfachverletzten organisatorisch und fachspezifisch sicherstellen. Die Betreuung des Verletzten kann erst mit dem Abschluß der stationären und ambulanten Behandlung beendet werden, wie dies das berufsgenossenschaftliche Heilverfahren beispielhaft fordert.

Der Unfallchirurg ist trotz seiner breiten Ausbildung in der gesamten Chirurgie kein „Super-Chirurg" [3], er muß aber imstande sein, Notfalleingriffe zur Abwendung akuter Lebensgefahr selbständig durchzuführen. Die unfallchirurgische Verantwortung für die primäre und sekundäre Versorgung aller Verletzungen, einschließlich der Wiederherstellungseingriffe, wird dadurch nicht eingeschränkt. In den Universitätskliniken überwiegen allerdings bei der vom Wissenschaftsrat empfohlenen Abteilungsmindestgröße von 60 Betten Patienten der Maximalversorgung, also Schwer-Mehrfachverletzte und Patienten mit schweren Solitärverletzungen oder deren Komplikationen. Abteilungsgröße und Beschränkung auf ein spezielles Krankengut zeigen allerdings auch bereits die Nachteile, die daraus für die Weiterbildung im Gebiet Chirurgie entstehen: Mangels einfacher Frakturen kann das gesamte Spektrum der konservativen und operativen Frakturbehandlung in der zur Verfügung stehenden Weiterbildungszeit nur für eine begrenzte Anzahl von Bewerbern angeboten werden. Engpässe sind nur dann vermeidbar, wenn die Aufgabe auch von entsprechend gegliederten Lehr- und Schwerpunktkrankenhäusern übernommen wird.

Notaufnahme, Poliklinik und Intensivtherapie

Wichtig ist eine apparative, räumlich und personell entsprechend ausgestattete Notaufnahme für die Primärversorgung aller Unfallverletzten sowie die Einrichtung poliklinischer Spezialsprechstunden. Eigene Behandlungsplätze für die Intensivtherapie und

mindestens 2 spezielle Behandlungsbetten für Schwer-Brandverletzte sind unverzichtbarer Bestandteil der unfallchirurgischen Aufgabenstellung. Besonderheiten des traumatischen Schocks und der Schocklunge erfordern spezielle Beatmungstechniken.
Schwere Verletzungen und insbesondere Brandverletzungen erfordern eine Vielfalt
ärztlicher Maßnahmen, die Bestandteil der Weiterbildung im unfallchirurgischen Teilgebiet sind.

Studentische Ausbildung

An der ärztlichen Ausbildung der Studenten in den klinischen Studienjahren ist die
Unfallchirurgie maßgeblich beteiligt: Für die praktischen Übungen und Untersu-
chungskurse sind mehrere fachlich qualifizierte Ärzte erforderlich. Die Unfallchirurgie
hat eine Lehrbelastung in der Größenordnung von 24 Wochenstunden im Sommerse-
mester und 32 Wochenstunden im Wintersemester zu bewältigen. Dazu kommt die Un-
terweisung der Studenten des praktischen Studienjahres während der regulären Tages-
arbeit.

Ärztliche Weiterbildung

Im Interesse einer qualitativ gesicherten Weiterbildung können im Gebiet Chirurgie
und im Teilgebiet Unfallchirurgie nur jeweils ein Teil der Planstellen für die Weiterbildung zur Verfügung gestellt werden. Zur Erledigung der fachspezifischen Aufgaben in
Forschung, Lehre und Krankenversorgung wird mindestens die Hälfte der Stellen für
das Stammpersonal benötigt. Wenn an einer Universität mit Dreiteilung der Chirurgie
die Abteilung für Allgemeinchirurgie etwa doppelt so groß ist wie die beiden Abteilungen für Thorax- bzw. Unfallchirurgie, muß das Verhältnis der Rotationsstellen zur Weiterbildung im Gebiet Chirurgie 2 : 1 : 1 betragen. In der Regel können mit den verfüg-
baren operativen Eingriffen durchschnittlich 2 Fachärzte pro Jahr ausgebildet werden.
Daraus resultieren bei einer 7jährigen Weiterbildungsdauer im Gebiet Chirurgie insgesamt 14 Rotanden, die in den 2 Abteilungen gleichzeitig ausgebildet werden können.
Im Falle der Regelweiterbildung bleibt der Assistent insgesamt 2 Jahre in der Unfallchirurgie: er beginnt mit 6 Monaten in der Poliklinik und Notfallaufnahme und wird
nach Abschluß seiner 3jährigen Grundrotation im zweiten Abschnitt seiner Weiterbildung weitere 18 Monate auf einer unfallchirurgischen Station tätig sein, um sich u. a.
für die im Operationskatalog vorgeschriebenen Eingriffe zu qualifizieren (Tabelle 1).

Tabelle 1. Rotationsplan Chirurgie − Regelweiterbildung −

	Chirurgische Abteilung			
	Allgemein	Unfall	Thorax	Summe
Station	3 Jahre	18 Mon.	6 Mon.	5 Jahre
Intensivstation	6 Mon.	−	6 Mon.	1 Jahr
Poliklinik	6 Mon.	6 Mon.	−	1 Jahr
Gesamt	4 Jahre	2 Jahre	1 Jahr	7 Jahre

Tabelle 2. Rotationsplan Chirurgie

	Maximale Verweildauer pro Abteilung		
	Allgemein 5 Jahre	Unfall 3 Jahre	Thorax 2,5 Jahre
Minimale Weiterbildungszeit			
Allgemein	–	3 Jahre	3 Jahre
Unfall	18 Mon.	–	18 Mon.
Thorax	6 Mon.	1 Jahr	–
Summe	7 Jahre	7 Jahre	7 Jahre

Die maximale Verweildauer pro Abteilung beträgt für die Allgemeinchirurgie 5, für die Unfallchirurgie 3 und für die Thoraxchirurgie 2 1/2 Jahre, wenn der Assistent diese Spezialgebiete nach Erwerb seiner Gebietsbezeichnung anstrebt (Tabelle 2). Die minimale Weiterbildungszeit in der Unfallchirurgie beträgt für solche Assistenten mindestens 18 Monate. Der Assistent mit dem Fernziel Unfallchirurgie kann in der Allgemeinchirurgie seine Weiterbildungszeit auf 3 Jahre verkürzen, in der Thoraxchirurgie auf 1 Jahr. Diese durchaus flexible Handhabung der Weiterbildungszeiten erlaubt den Einsatz der Assistenten sowohl im Interesse ihrer Weiterbildung als auch im Klinikinteresse. Durch die Gliederung der Weiterbildung in einen ersten 3jährigen und einen zweiten 4jährigen Abschnitt muß der Assistent an unserem Klinikum außerdem jeweils 6 Monate auf der Intensivstation tätig sein. Für das Teilgebiet der Unfallchirurgie kommen außerdem noch 6 Monate Neurochirurgie hinzu, die er im Rahmen seiner 2jährigen Weiterbildungszeit absolviert.

Am Zentrum für Chirurgie des Universitätsklinikums Essen gab es unter Anwendung dieses Weiterbildungsschemas keine organisatorischen Schwierigkeiten und keine Verzögerungen der Weiterbildung in der gesetzten Grenze von 7 Jahren. Es darf unterstellt werden, daß eine 2jährige Weiterbildung chirurgischer Assistenten in der Unfallchirurgie als Spezialabteilung mit eigenem Stammpersonal ein günstigeres Ergebnis erzielt als eine 2jährige Rotation auf mit Unfallverletzten belegten chirurgischen Stationen in einer Universitätsklinik, die nicht über einen unfallchirurgischen Lehrstuhl oder eine selbständige Abteilung für Unfallchirurgie verfügt.

Prinzipiell ist auch für wissenschaftlich engagierte, habilitierte Oberärzte vor Übernahme einer Lebensposition als Krankenhauschefarzt eine 6- bis 12monatige Rotation in die Abteilung für Unfallchirurgie wünschenswert und praktikabel. Ein Vorteil, den Oberärzte an chirurgischen Universitätskliniken ohne selbständige Abteilung für Unfallchirurgie nicht haben, besteht in der Möglichkeit, das Teilgebiet Unfallchirurgie zu erwerben, so daß sie damit auch die Bestimmungen für die Zulassung zum berufsgenossenschaftlichen Heilverfahren erfüllen.

Chirurgen aus Universitätskliniken mit aufgegliederter Chirurgie haben bei der Bewerbung um eine Chefarztposition unter Hinweis auf die folgenden Überlegungen keine Nachteile zu erwarten.

1. Bewirbt sich ein habilitierter Chirurg nach jahrelanger wissenschaftlicher und klinischer Tätigkeit in der Abdominal-, Viszeral- und onkologischen Chirurgie, dann wird er vorwiegend eine Chefarztposition an einem Krankenhaus der Versorgungs-

stufe II oder III anstreben. Dort ist in der Mehrzahl der Fälle bereits eine Abteilung für Unfallchirurgie eingerichtet.

2. Nicht habilitierte Bewerber und solche, die sich gezielt um eine Chefarztposition an einem Krankenhaus der Grundversorgung bewerben, können sich darauf frühzeitig einstellen und das Teilgebiet Unfallchirurgie erwerben. Mit dieser Zusatzqualifikation sind sie für die genannte Aufgabe sehr gut vorbereitet.

Die Erfahrung der letzten 15 Jahre an den 19 Universitäten mit Lehrstühlen oder Abteilungen für Unfallchirurgie haben diese Feststellungen bestätigt und den Nachweis erbracht, daß den Absolventen aus den Kliniken der dreigeteilten Zentren für Chirurgie keine Nachteile, sondern erhebliche Vorteile erwachsen sind.

Struktur der Unfallchirurgie

Ihrer Aufgabenstellung entsprechend müssen unfallchirurgische Abteilungen an Universitätskliniken und Schwerpunktkrankenhäusern alle Voraussetzungen erfüllen, die eine Tag-Nacht-Versorgung Unfallverletzter gewährleisten [6]. Unfallchirurgische Abteilungen an Krankenhäusern der Regelversorgung sind erforderlich, sobald der Anteil Unfallverletzter an der Gesamtzahl chirurgischer Patienten mindestens 30% beträgt. Die Abteilungen müssen die Anforderungen der Berufsgenossenschaft für die Zulassung zum Verletzungsartenverfahren erfüllen. Sie dienen in erster Linie der Akutversorgung Unfallverletzter unter der Leitung eines fachlich und organisatorisch selbständigen Unfallchirurgen [6].

Nach diesen Leitsätzen des 1980 von den deutschen Unfallchirurgen erarbeiteten Memorandums „Über die Krankenversorgung und ärztliche Weiterbildung in der Unfallchirurgie" [6] sind bis 1986 15 Lehrstühle (C 4) und 4 selbständige Abteilungen (C 3) für Unfallchirurgie an den 27 Universitäten und 211 selbständigen Abteilungen für Unfallchirurgie an den Krankenhäusern der II. und III. Versorgungsstufe entstanden: Letzere wurden mit der nachhaltigen Unterstützung der zuständigen Sozialminister der Länder und durch die Initiative der Krankenhausträger eingerichtet. Diese strebten v. a. aus ökonomischer Indikation die Spezialisierung an und konnten dadurch nachweislich die Belegung der so umstrukturierten Krankenhäuser entscheidend verbessern.

Fachliche Abgrenzung

Fachliche Abgrenzungsprobleme innerhalb der Chirurgie und gegenüber der Orthopädie haben im Verlauf dieser Entwicklung seit 1970 weder an den Universitäten noch an den Krankenhäusern die Rolle gespielt, die neuerdings formuliert wird [3, 4, 7]. Vielmehr wurde die Zuständigkeit für die Verletzungen der Körperhöhlen, die Tumoren des Stütz- und Bewegungsapparates und für die degenerativen Gelenkerkrankungen überwiegend nach dem Prinzip einer vernünftigen Koordination so gelöst, wie es den Anforderungen der Patientenversorgung und der Weiterbildung entspricht [10]. Die Unfallchirurgie kann nicht auf die Chirurgie des Stütz- und Bewegungssystems reduziert werden. Dieser Arbeitsbereich würde damit der Chirurgie auf lange Sicht als klinische

Aufgabe und als Weiterbildungsaufgabe verlorengehen. Der Hinweis von Koslowski, die Entwicklung der Chirurgie und der Orthopädie und ihre Abgrenzung gegeneinander „dürften nicht vom Rückblick auf die Vergangenheit und von Prestigefragen bestimmt sein" [3], ist ein guter Rat, der auch auf das Verhältnis der chirurgischen Schwerpunkte untereinander anwendbar ist. Die bisherigen Erfahrungen haben gezeigt, daß sich die kollegiale Zusammenarbeit zwischen Allgemeinchirurgie, Unfallchirurgie und Thoraxchirurgie konstruktiv gestalten läßt [10]. Ausnahmen finden ihre Erklärung fast ausschließlich in der zwischenmenschlichen Beziehung.

Stamm-Mannschaft

Die Erfüllung der unfallchirurgischen Aufgaben erfordert insbesondere an den Hochschulkliniken ein hohes Niveau an fachlicher Kompetenz. Für die Stammannschaft sollten v. a. solche Bewerber kandidieren, die bereits die Gebietsbezeichnung Chirurgie erworben haben und auch wissenschaftlich qualifiziert sind. Diese Forderung ergibt sich nicht nur aus dem klinischen Auftrag. Eine Hochschulklinik hat auch die Aufgabe, Behandlungsmethoden und Operationsverfahren weiterzuentwickeln, Ergebnisse und Ursachen von Komplikationen zu erarbeiten sowie Grundlagenforschung und Lehre zu betreiben. Außerdem ist ein hohes Maß an Qualifikation eine wichtige Voraussetzung für eine Chefarztposition im Kollegialsystem an einem Krankenhaus der Versorgungsstufe III oder II.

Abteilungsleiter

Den obengenannten Anforderungen entsprechend muß der Leiter einer Abteilung für Unfallchirurgie an den Universitäten als C 4- oder C 3-Professor selbständig über Organisation, Personaleinstellungen, Personaleinsatz sowie über die Verwendung der entsprechenden Haushaltsmittel entscheiden können. Ohne diese Infrastruktur ist der Unfallchirurg außerstande, die anstehenden Aufgaben zu erfüllen.

Geschäftsführender Direktor

Der Verbund der Abteilungen eines chirurgischen Zentrums bedarf eines ärztlichen Vorstandes, der aus den Abteilungsleitern der chirurgischen Bereiche gebildet wird. Diese wählen den geschäftsführenden Direktor für eine jeweils 2jährige Amtsperiode. Die abteilungsübergreifenden Organisationsfragen werden vom Vorstand geregelt und vom geschäftsführenden Direktor nach außen hin vertreten. Die in der Mehrzahl der Länderhochschulgesetze vorgesehenen Strukturen bieten jedem der beteiligten Lehrstuhlinhaber und Abteilungsleiter den Spielraum für die fachliche und organisatorische Entfaltung.

Schlußfolgerungen

1. Das Berufsbild des Chirurgen muß der Tendenz zur Spezialisierung innerhalb des Gebietes Chirurgie angepaßt werden. Jeder Arzt, der die Weiterbildung in der Chirurgie anstrebt, sollte die mit der Berufslaufbahn verbundenen Möglichkeiten realistisch erkennen können.
2. Die Strukturveränderung der Chirurgie an den Universitäten und Krankenhäusern der III. und II. Versorgungsstufe tendiert zum Chirurgischen Zentrum mit speziellen Fachabteilungen von ca. 60 Betten. Ökonomische Gründe sind eine Erklärung dafür, daß Krankenhausträger und Krankenkassen die Auflösung von Krankenhäusern der I. Versorgungsstufe anstreben, wenn ein größeres Ersatzkrankenhaus in vertretbarer Entfernung vorhanden ist.
3. Die strukturelle Gliederung der Chirurgie in Spezialabteilungen muß nicht nur für die Universitäten, sondern auch für die Lehrkrankenhäuser und Akutkrankenhäuser der III. und II. Versorgungsstufe gefordert werden.
4. Das derzeitige Berufsbild des Allgemeinchirurgen bedarf der Überprüfung [10]. Nach der Grundausbildung zum Chirurgen sollte sich dieser für ein Teilgebiet qualifizieren. Tatsächlich sind Art und Umfang der Spezialisierung weit vorangetrieben.
5. Die chirurgische Weiterbildung ist dahingehend zu verändern, daß Abteilungen ohne strukturelle Gliederung nur für eine Grundausbildung zugelassen werden. Die spezielle Qualifikation kann demzufolge nur an einer entsprechend zur Weiterbildung zugelassenen Abteilung erworben werden. Die speziellen Qualifikationen müssen untereinander gleichberechtigt sein. Weiterbildungszeiten und Weiterbildungsmerkmale wie Operationskataloge müssen realistisch sein und mit dem Konzept einer notwendigen Spezialisierung übereinstimmen.
6. Die Gliederung der Chirurgie an Universitäten, Lehrkrankenhäusern und Akutkrankenhäusern der III. und II. Versorgungsstufe hat den Empfehlungen des Wissenschaftsrates [9] zu folgen.
7. Die klinisch und wissenschaftlich qualifizierten Spezialisten der Hochschulkliniken bilden ein wichtiges Reservoir für die Besetzung der Abteilungsleiterpositionen an den Lehr- und Akutkrankenhäusern.
8. An den allgemeinchirurgischen Abteilungen der Krankenhäuser der Grundversorgung kann nur die Weiterbildung für die Qualifikation zum Chirurgen erworben werden.
9. Die Zukunft der Unfallchirurgie kann nur im Rahmen der obengenannten gegliederten Chirurgie erfolgreich sein. Auf den Berliner Krankenhausstrukturplan wird verwiesen.
10. Die Tendenz zur Spezialisierung ist nicht umkehrbar. Die fachlichen Erfolge sind dank der Spezialisierung erreicht worden und können auf diesem Wege vermehrt werden [5, 8]. Dabei ist immer wieder zu betonen, daß trotz aller Spezialisierung die Chirurgie als Basis, als gemeinsame Plattform und im Sinne eines übergreifenden Wissens erhalten bleiben muß [8].

Zusammenfassung

Die Unfallchirurgie umfaßt einen klinischwissenschaftlichen Schwerpunkt innerhalb der Chirurgie. Die Verantwortung des Unfallchirurgen für den Verletzten besteht von der Erstmaßnahme bis zum Abschluß eines Heilverfahrens. Die unfallchirurgische Aufgabenstellung entspricht auch der Empfehlung des Wissenschaftsrates, nach der inzwischen 19 unfallchirurgische Lehrstühle und selbständige Abteilungen an den insgesamt 27 deutschen Hochschulkliniken entstanden sind. Die unfallchirurgischen Hochschulabteilungen haben zusammen mit den anderen Spezialabteilungen ihren Leistungsnachweis erbracht. Er rechtfertigt die personellen und Sachaufwendungen. Für ein chirurgisches Zentrum ist ein Führungsgremium mit einem geschäftsführenden Direktor zu empfehlen. Die gegliederte Struktur der Hochschulzentren ist grundsätzlich auch für die Akutkrankenhäuser der III. und II. Versorgungsstufe zu fordern. Es wird für eine Änderung der Weiterbildungsordnung in der Chirurgie plädiert mit der Grundausbildung zum „Chirurg". Sie ist der Ausgangspunkt für eine Spezialisierung in den Teilgebieten.

Literatur

1. Flexner A (1910) Medical education in the United States and Canada. The Carnegie Foundation Bull No 4, New York
2. Hierholzer G (1986) Aktuelle Strukturfragen zum Fachgebiet Chirurgie. Unfallchirurgie 12: 255
3. Koslowski L (1980) „Unfallchirurgie" — ein falsches Etikett? Dtsch Ärztebl 20: 1338
4. Koslowski L (1986) Strukturwandlungen in der Chirurgie. Mitteil Dtsch Ges Chir 1: 13
5. Longmire W P (1985) Surgery in 1994. Mitteil Dtsch Ges Chir 4: 97
6. Memorandum über die Krankenversorgung und ärztliche Weiterbildung in der Unfallchirurgie (1980) Unfallheilkunde 83: 171
7. Siewert J R (1986) Für eine Chirurgische Kernklinik. Inform Berufsverb Dtsch Chir 25: 159
8. Ungeheuer E (1983) Chirurgie versus Allgemein-Chirurgie. Mitteil Dtsch Ges Chir 4: 137
9. Veröffentlichungen des Wissenschaftsrates
    - Empfehlungen zur Struktur und zum Ausbau der medizinischen Forschungs- und Ausbildungsstätten (1968)
    - Empfehlungen zu Aufgaben, Organisation und Ausbau der medizinischen Forschungs- und Ausbildungsstätten (1976)
    - Empfehlungen zur klinischen Forschung in den Hochschulen (1986)
10. Weller S (1986) Unfallchirurgie im Spannungsfeld zwischen Spezialisierung und Integration. Mitteil Dtsch Ges Chir 4: 116

Struktur und Aufgaben der Unfallchirurgie am Krankenhaus der Schwerpunkt- und Regelversorgung

U. PFISTER

Einleitung

Der Krankenhausbedarfsplan II in Baden-Württemberg (vom 6. 12. 1982), der in diesem Rahmen stellvertretend für andere Bundesländer stehen soll, unterscheidet 4 Leistungsstufen eines gegliederten Systems sich ergänzender Krankenhaustypen:

— Leistungsstufe I: Grund- und Ergänzungsversorgung
— Leistungsstufe II: Regelversorgung
— Leistungsstufe III: Zentralversorgung
— Leistungsstufe IV: Maximalversorgung

Kriterien für die Zuordnung sind u. a. Bettenzahl, Zahl der Fachabteilungen, personelle und apparative Ausstattung, aber auch Verkehrslage, Bevölkerungsdichte und Einzugsgebiet usw.

Für das Krankenhaus der *Regelversorgung* fordert der Gesetzgeber mindestens die Vertretung der Fachdisziplinen innere Medizin, Chirurgie, Gynäkologie, Anästhesie, Radiologie und in größeren Krankenhäusern auch das Teilgebiet Unfallchirurgie. Die mittlere Größe eines Regelversorgungskrankenhauses liegt bei 550 Betten (330–650 Betten), die Abteilungen sollen durch hauptamtlich angestellte Fachärzte vertreten sein. Das Krankenhaus der *Zentralversorgung* soll auf jeden Fall in den Grunddisziplinen eine nach Teilgebieten differenzierte Versorgung anbieten, die Teilgebiete Unfallchirurgie und Kinderchirurgie sollen als selbständige Abteilungen oder Kliniken fungieren. Die durchschnittliche Bettenzahl beträgt etwa 800 (maximal 1 200) Betten, der Einzugsbereich sollte etwa 500 000 Einwohner umfassen. Diese Strukturierung gilt im Prinzip auch für die Krankenhäuser der *Maximalversorgung*, ihre Bettenzahl liegt in der Regel über 1 000, die typische Größenordnung beträgt etwa 1 800 Betten, das Einzugsgebiet soll etwa 1,7 Millionen Einwohner umfassen. Neben einer Spezialisierung und der Bildung von Zentren auf einzelnen Fachgebieten übernimmt das Krankenhaus der Maximalversorgung auch Aufgaben der Grund-, Regel- und Zentralversorgung für das engere Einzugsgebiet.

Zumindest der Gesetzgeber hat also nach diesem Plan für größere Krankenhäuser der Regelversorgung, auf jeden Fall aber für alle Häuser der Zentral- und Maximalversorgung die Einrichtung einer selbständigen unfallchirurgischen Abteilung oder Klinik vorgesehen. Der Gesetzgeber trägt damit der Tatsache Rechnung, daß abhängig von der speziellen Kliniksituation damit zu rechnen ist, daß der Anteil der unfallchirurgischen Patienten an der Gesamtzahl der chirurgischen Patienten etwa 40% beträgt. Dieser Anteil dürfte sich in Zukunft eher erhöhen, dafür sorgt schon die zunehmende Kon-

G. Hierholzer (Hrsg.)
Unfallchirurgie
© Springer-Verlag Berlin Heidelberg 1988

kurrenz der Gynäkologen, HNO-Ärzte, Dermatologen und auch immer mehr der Gastroenterologen.

Begründet auf diese Tatsachen und Zahlen ist die Frage nach der Existenzberechtigung einer unfallchirurgischen Abteilung oder Klinik zumindest im Krankenhaus der Regel-, Zentral- und Maximalversorgung unnötig. Meines Erachtens ist diese Existenzberechtigung nicht mehr hinweg zu diskutieren. Zu besprechen ist die Form des Miteinander einzelner Abteilungen oder Kliniken in der Gesamtchirurgie, zu besprechen ist insbesondere das Verhältnis zur Abdominal- und Thoraxchirurgie, die Notwendigkeit, angehenden Chirurgen eine solide allgemeinchirurgische Grundausbildung zu geben, aber auch in immer stärkerem Maße die unter dem Druck der Kostenträger zu beachtende wirtschaftlich tragbare Organisationsform einer chirurgischen Klinik. Letztendlich spielen auch forensische Gesichtspunkte eine Rolle, da jeder Chirurg damit rechnen muß, daß seine Leistung an den Ergebnissen der Spezialisten gemessen wird.

Struktur der Städtischen Klinik Karlsruhe

Um darzustellen, wie die Struktur einer solche Gesichtspunkte beachtenden Klinik aussehen kann, sollen die Gegebenheiten an der eigenen Klinik dargelegt werden, einem Haus der sog. Maximalversorgung. Das Städtische Klinikum in Karlsruhe hat 1 650 Betten und beherbergt mit 20 Einzelkliniken alle gängigen Fachdisziplinen. Die chirurgische Klinik umfaßt derzeit 271 Betten, sie ist nach dem Ausscheiden unseres Vorgängers Spohn in 3 Abteilungen aufgegliedert worden. Die Abteilung für Allgemein- und Thoraxchirurgie hat 143 Betten, die unfallchirurgische Abteilung 76 Betten, die Gefäßchirurgie 39 Betten. Wir führen gemeinsam und mit dem Neurochirurgen zusammen eine Intensivstation von 21 Betten, davon sind den Chirurgen 13 Betten zugeteilt. Die Intensivstation wird als eigene chirurgische Station geführt, und sie untersteht, nach ziemlich heftigen Verhandlungen mit der Verwaltung, auch nach dem Ausscheiden unseres Vorgängers weiterhin den Chirurgen.

Die Gesamtchirurgie führte im Jahre 1986 11 175 Operationen durch. Das Verhältnis der stationär behandelten Patienten zu den operativen Eingriffen lautet für die einzelnen Bereiche folgendermaßen: Abdominal- und Thoraxchirurgie 4 348 : 4 100, Unfallchirurgie 2 540 : 3 454, Gefäßchirurgie 1 132 : 1 073. Die Gesamtchirurgie war im Jahre 1986 zu 98,1% belegt, die durchschnittliche Belegungszeit betrug 12,1 Tage. Die ärztliche Klinikleitung ist wie folgt organisiert:

Alle 3 Abteilungen werden von einem Abteilungsleiter oder Direktor völlig selbständig geführt, der Leiter der Abdominal- und Thoraxchirurgie nimmt gleichzeitig die Aufgaben des ärztlichen Direktors wahr. Ihm unterstehen die üblichen Verwaltungsangelegenheiten, aber auch die Auswahl des ärztlichen Personals, wobei er Einstellungen und Entlassungen nur im Benehmen mit den anderen Direktoren durchführen kann. Alle 3 Abteilungen haben tagsüber getrennte Ambulanzen und Sprechstunden, die Notfallambulanz wird gemeinsam geführt.

Die Klinik hat 8 Oberärzte und 31 Assistenten. Die Assistenten sind vor Erreichung des Facharztes nicht ständig einer einzelnen Abteilung zugeteilt, sie durchlaufen ein Rotationssystem von Klinik zu Klinik. Oberarzt kann nur werden, wer neben der Abdominal- und Thoraxchirurgie noch ein Teilgebiet abdecken kann. Die Oberärzte sind den Abteilungen zugeordnet, mit Ausnahme des jeweils leitenden Oberarztes einer

Abteilung müssen sie aber in bestimmten Intervallen für 1/2 bis 1 Jahr in eine andere Abteilung, um ihre Kenntnisse auf diesem Gebiet wieder aufzufrischen.

Der Stellenschlüssel stellt sich wie folgt dar:

Abdominal- und Thoraxchirurgie	*Unfallchirurgie*	*Gefäßchirurgie*
3 Oberärzte	3 Oberärzte	2 Oberärzte
15 Assistenten	9 Assistenten	4 Assistenten

Mit diesem Ärzteteam führen wir den Bereitschaftsdienst in folgender Form durch, wobei wir in besonderer Weise die optimale Versorgung der Patienten, die breite Ausbildung unserer Assistenten und Oberärzte, aber auch wirtschaftliche Interessen des Trägers berücksichtigen: Rufbereitschaft haben 2 Oberärzte, die zusammen alle 3 Gebiete abdecken können. Dienst in der Klinik haben 2 Assistenzärzte unterschiedlichen Ausbildungsstandes, wobei der 1. Dienst immer ein Facharzt ist und der 2. Dienst im 4.–6. Jahr der Ausbildung steht.

Das System hat wesentliche Vorteile bezüglich der Patientenversorgung und der Ausbildung der ärztlichen Kollegen. So gibt es z. B. keinerlei Schwierigkeiten beim Polytrauma, weil selbstverständlich immer der erfahrenste Oberarzt die Führung übernimmt und weil das Management und die technische Versorgung jeder Einzelverletzung immer von einem Spezialisten vorgenommen wird. Allerdings ist unser System auf gewisse Bedingungen angewiesen. Eine gemeinsame tägliche Besprechung ist Voraussetzung, damit alle Ärzte aller 3 Abteilungen informiert sind. Diese eine Stunde am frühen Morgen ist zwar sehr zeitraubend, sie bietet aber die Gewähr dafür, daß alle Maßnahmen von allen Seiten durchleuchtet und diskutiert werden, und sie ist für alle, Assistenten, Oberärzte und Chefärzte, lehrreich und verbindend.

Ein gewisses Problem könnte die Rolle des ärztlichen Direktors sein. Die Zementierung auf den Leiter der Abteilung für Abdominal- und Thoraxchirurgie hat Vor- und Nachteile. Der Vorteil liegt in der Kontinuität der Klinikpolitik, vor allem in der Möglichkeit, die Interessen der Chirurgie als einer großen Klinik zu vertreten. Nachteil könnte eine bestimmte Bevormundung der beiden anderen Chefs und eine einseitige Betrachtungsweise sein, wenn der ärztliche Direktor seine Position ausnutzt. Das würde in unserem Fall unweigerlich zum Bruch führen. Der Träger der Klinik hat bei einer solchen Situation die Umwandlung in 3 Kliniken vertraglich möglich gemacht. Es hat am Anfang gewisse Schwierigkeiten gegeben, die vertraglich festgestellte Selbständigkeit der Abteilungen gegenüber der Verwaltung durchzusetzen, weil die Verwaltung es natürlich bevorzugt, nur mit einem und nicht mit 3 Direktoren zu verhandeln. Es hat sich aber gezeigt, daß das Zusammenleben und -arbeiten nur möglich ist, wenn der ärztliche Direktor bei allen Fragen, die von der Verwaltung an ihn herangetragen werden, die beiden Leiter der anderen Abteilungen mit informiert und jede Entscheidung von allen dreien gemeinsam beraten und beschlossen wird. Er tut das!

Ein solches Modell erfordert Kollegialität, Bereitschaft zum Zusammenarbeiten, aber auch die Fähigkeit, einmal eigene Interessen hintanzustellen und über das eigene Spezialgebiet hinauszusehen. Gerade der letzte Punkt bietet wahrscheinlich die größten Probleme, da auch bei uns die Tendenz erkennbar wird, daß die Überschätzung des eigenen Teilgebietes umso größer wird, je enger dieses Gebiet ist.

Die Intensivstation

Sie ist den Chirurgen gemeinsam zugeordnet, und die Betten werden nach Bedarf belegt. Die Station hat eine Belegung von 97%, verlegt wird bei Bedarf immer der Patient, den man am ehesten verlegen kann, unabhängig welcher Abteilung er angehört. Auch das verlangt natürlich Disziplin, Selbstkritik und die Bereitschaft, über das eigene Teilgebiet hinauszusehen. Visiten werden 2mal täglich gemeinsam gemacht, der Anästhesist ist immer dabei und hat bei Beatmungsfällen das Recht, bis zur Entwöhnung zu liquidieren. Dienst wird rund um die Uhr von Anästhesisten und Chirurgen gemacht, wobei die Chirurgen allen 3 Abteilungen zugehörig sind.

Damit verliert auch das Polytrauma auf der Intensivstation völlig seine Probleme, bei ca. 90 Polytraumatisierten im Jahr 1986 gab es in keinem Fall Kompetenzstreitigkeiten. Die Verlegung von der Intensivstation macht normalerweise keine Probleme, da der Patient in der Regel fast immer wegen seiner Extremitätenverletzungen nachbehandelt werden muß.

Bettenstationen

Die Stationen sind völlig getrennt. Jeder hat das Recht, freie Betten auf einer anderen Abteilung zu belegen, wenn das notwendig ist. Damit keine Schwierigkeiten entstehen, zählt aber das belegte Bett zu der Abteilung, der es gehört. Damit entstehen keine Gewohnheitsrechte, und es läßt sich keine heimliche Umstrukturierung durchführen, das Haus hat den wirtschaftlichen Vorteil, daß freie Bettenkapazitäten genutzt werden. Diese Art der Belegung verlangt von den Leitern der Abteilungen „good will" und Selbstbeschränkung auf die vorgegebenen Bettenzahlen, die vermehrte Arbeit einer Abteilung macht sich zunächst nur in der Operationsstatistik bemerkbar.

Zusammenfassung

Wir sind heute in der Chirurgie an einem Punkt angekommen, an dem die Weichen für die Zukunft unseres Fachgebietes gestellt werden. Ich bin überzeugt davon, daß sich, so paradox das auch klingen mag, in der Zukunft aus fachlichen und wirtschaftlichen Gründen die Einheit der Allgemeinchirurgie nur halten läßt, wenn die sog. Teilgebiete auch im Krankenhaus der Regel- und Maximalversorgung als selbständige und gleichberechtigte Mitglieder eines Teams anerkannt werden. Das Schlagwort „Kernchirurgie" ist wirklich nur ein Schlagwort und trifft den Kern keineswegs. Schließlich sind wir alle als Kernchirurgen ausgebildet worden. Es kann in unserer gemeinsamen Arbeit und in unseren gemeinsamen Bemühungen um die Chirurgie keine Disqualifikation bedeuten, wenn wir uns in der Thorax- und Abdominalchirurgie, in der Unfallchirurgie oder Gefäßchirurgie oder auf irgendeinem anderen Gebiet speziell weitergebildet haben.

In bezug auf die Situation der Unfallchirurgie sei an den alten Satz erinnert, in dem die Unfallchirurgie einmal als „Aschenbrödel der Chirurgie" bezeichnet wurde. Das ist sie sicher nicht mehr. Sie ist in der Familie der Chirurgie eine attraktive und strahlende Tochter geworden. Eine Tochter, die sich vor den anderen Töchtern nicht zu verstecken braucht, die gleiche Pflichten wie die anderen hat, die dafür aber auch gleiche Rechte und einen gleichen Status haben muß. Wenn das nicht gewährleistet ist, dann wird in absehbarer Zeit die Familie auseinandergehen und das große Haus der Chirurgie nur noch eine leere Hülle ohne Leben sein.

Unfallchirurgie aus der Sicht des berufsgenossenschaftlichen Heilverfahrens

J. PROBST

Einleitung

Wie in der Nationalgeschichte, bedeutet auch in der Chirurgie die Unkenntnis der Vergangenheit und noch viel mehr ihre Vernachlässigung einen Verlust für das Bewußtsein der Gegenwart [3]. In keinem medizinischen Fach ist der Bezug zur Zeit herausragender als in der Chirurgie der Verletzungen. Das ergibt sich ohne weiteres aus der Aufgabenstellung der Verletzungschirurgie, die von Beginn an die Evolution der Menschheit begleitet hat und ein eigenes Kapitel Kulturgeschichte darstellt. Die Medizin und Chirurgie der Krankheiten ist grundsätzlich unabhängig geblieben von den Erscheinungen der Zeit, während die traumatologische Chirurgie sich diesen stellen mußte, handelte es sich nun um die immer wieder neuartigen Wunden des Krieges, jene der Auseinandersetzung mit den Kräften der Natur, die maschinenbedingten Verletzungen oder diejenigen des Verkehrs in ihren sich wandelnden Erscheinungen [7]. High-tech- und High-speed-Traumatologie sind geläufige Begriffe geworden, für die es hundert Jahre zuvor noch gar kein Substrat gab.

Das berufsgenossenschaftliche Heilverfahren

Das berufsgenossenschaftliche Heilverfahren ist lediglich die juristische Ausgestaltung der Erfüllung eines Rechtsanspruches oder, wenn man so will, das Ordnungsprinzip jener gesetzlichen Rechtsschöpfung, die ihrerseits den Erfordernissen der Zeit in einem System von sozialen Hilfen zu begegnen sich anschickte. Aber es wäre kurzsichtig, betrachtete man die Kodifizierung lediglich als Mittel zum Zweck einer praktischen Regelung administrativer Bedürfnisse. Eine solche wäre vermutlich nicht notwendig, wie die Handhabung in anderen versicherungsrechtlichen Zuständigkeitsbereichen beweist [11, 12]. In der berufsgenossenschaftlichen Rechtssphäre ist jedoch ein besonderer Anspruch durch den historischen Hintergrund der Ablösung der Unternehmerhaftung gegeben [13]. Der Hinweis auf diese ist nicht nur eine interessante geschichtliche Reminiszenz, sondern es handelt sich um eine fortgeltende Begründung, der sich die Träger der gesetzlichen Unfallversicherung sehr wohl bewußt sind [2]. Tatsächlich respektiert auch der Gesetzgeber nach wie vor diese Sonderstellung der Unfallversicherung.

Die Konsequenz aus dieser Geburtseigenschaft der gesetzlichen Unfallversicherung ist die kodifizierte Durchführung des berufsgenossenschaftlichen Heilverfahrens, mit deren Hilfe die rechtlichen Aufgaben erfüllt werden [8]. Auf Einzelheiten kann und braucht hier nicht eingegangen zu werden. Zusammengefaßt finden sie sich in der Sentenz des § 556 RVO, wonach die Wiederherstellung der Unfallverletzten „mit allen ge-

G. Hierholzer (Hrsg.)
Unfallchirurgie
© Springer-Verlag Berlin Heidelberg 1988

eigneten Mitteln" herbeizuführen ist [9]. Diese Gesetzesvorschrift verpflichtet den Unfallversicherungsträger viel weitergehend als jeden anderen Träger, alle Möglichkeiten zur Wiederherstellung eines Unfallverletzten auszuschöpfen, wobei die aufzuwendenden Mittel grundsätzlich nicht zu beschränken sind [8].

„Alle geeigneten Mittel" erschöpfen sich nicht in als Geldwerte meßbaren Leistungen, vielmehr steht dahinter ein Realanspruch, d. h. der Anspruch auf tatsächliche Wiederherstellung. Der Unfallversicherungsträger kann diesen selbstverständlich nicht selbst verwirklichen, sondern muß sich hierzu der Hilfe der Ärzte bedienen, denen nicht überlassen bleibt, welche Mittel sie einsetzen. Der Unfallversicherungsträger stellt nämlich Bedingungen an die Beauftragung des Arztes, allgemein als „Anforderungen" bekannt [9]. Damit ist festgestellt, daß nicht nur äußere Mittel, etwa die personell-materielle Ausstattung eines Krankenhauses, zur Verfügung stehen müssen, sondern auch die Geeignetheit des Behandlers nachgewiesen ist [2].

Auch wenn diese Forderungen aus versicherungsrechtlicher Relevanz nur für den Bereich der gesetzlichen Unfallversicherung zu erfüllen sind, bedarf es keiner weiteren Begründung, daß ärztlich die sittliche Pflicht besteht, generell nach dieser Maxime zu verfahren, d. h. auch in der Person des Behandlers das Prinzip der Anwendung „aller geeigneten Mittel" zu erfüllen. Es wäre in der Tat ein unauflöslicher Widerspruch, für die Behandlung Unfallverletzter zwar alle technischen, instrumentellen und personellen Mittel zu fordern und vorzuhalten, von dieser Maxime jedoch den letztverantwortlichen Anwender, den Arzt, auszunehmen. Daß dies sowohl im zivil- als auch im strafrechtlichen Sinne die bestehende Sorgfaltspflicht nicht erfüllen würde, liegt auf der Hand bzw. wäre nach juristischem Sprachgebrauch bereits im Anscheinsbeweis dargetan [4].

Zurückkommend auf die eingangs begründete ätiologische Sonderstellung der Verletzungen, stellen diese und die sachlich gebotenen Anforderungen an den Arzt somit ein Junktim dar. Das wird im berufsgenossenschaftlichen Heilverfahren besonders sinnfällig, weil die technisch bedingte Entwicklung der Verletzungsarten und das Versicherungssystem einander bedingen: Indem die Arbeitswelt, zu der wegen des einbezogenen Versicherungsschutzes z. B. auch der gesamte Verkehrsbereich gehört, immer neue Verletzungsarten hervorbringt, wächst die Verpflichtung der Unfallversicherungsträger, diesen entgegenzutreten. Es erscheint uns selbstverständlich, daß dies präventiv unter Ausschöpfung aller Mittel geschieht, und es wäre völlig unverständlich, wenn nicht alle Mittel der Prävention ausgeschöpft würden. Ebenso selbstverständlich muß es sein, daß auch kurativ alle Mittel ausgeschöpft werden [5].

Unter dieser doch wohl logischen Betrachtungsweise ist es zwingend, die ätiologische Begründung für die chirurgische Behandlung der Verletzungen, die Unfallchirurgie, zu akzeptieren. Der noch bis in die jüngste Zeit verfolgte und immer wieder vorgetragene Widerspruch gegen die „ätiologische Spezialisierung" geht an der ätiologisch-schicksalhaften Wesenhaftigkeit, der Bedeutung des sich in immer neuen Wandlungen ereignenden Unfalles vorbei. Die statt dessen postulierte anatomische Aufteilung nach Körperbereichen, die für die Krankheiten im wesentlichen als ein zutreffendes Zuordnungsprinzip gelten mag, muß gegenüber dem bestimmenden Faktor Unfall versagen. Auch in der unbelebten technischen Welt mit ihren künstlichen Risiken gelten nicht die herkömmlichen Mittel der Schadensbekämpfung, sondern diejenigen, die zu der jeweiligen künstlichen Schadensart gehören; nicht jedes Feuer kann/darf mit Wasser gelöscht werden!

50

Daß die heutigen Unfallverletzungen, die immerhin stationäre Behandlung erfordern, fast durchgehend eine technisch bedingte Ätiologie aufweisen *und* ätiologiegemäßer Behandlung bedürfen, läßt sich schlechterdings nicht bestreiten [7]. Daher wäre es nicht weniger fehlerhaft, statt der anatomischen Zuordnung die systematische zu wählen und solchermaßen die Behandlung der Unfallverletzungen dem Fachgebiet Orthopädie zuzurechnen, einmal ganz abgesehen davon, daß damit der Orthopädie eine chirurgische Frucht untergeschoben würde.

Die durch das Unfallgeschehen selbst bestimmte Wesensart der Verletzungen hat es konsequenterweise — wenn auch mit einer nachträglich nur schwer verständlichen Verzögerung — mit sich gebracht, daß auch die Therapie von den ätiologisch geprägten Verletzungsarten ausgehend weitergebildet worden ist. Das hat sich bereits an so einfachen Beispielen wie der Klassifizierung der Schenkelhalsbrüche nach Pauwels [1] gezeigt. Daraus sind spezielle Behandlungsverfahren entwickelt worden, für die etwa die inneren Osteosynthesen ein außerordentlich anschauliches Beispiel bieten. Und selbst hier mußten wir die Erfahrung machen, daß — wiederum ätiologisch bedingt — weitere Verfahren eine noch angemessenere Behandlung ermöglichten; dafür steht exemplarisch das Verfahren der äußeren Osteosynthese mit dem Fixateur externe.

Daß die solchermaßen entwickelte Differenzierung, die nicht abgeschlossen ist, auch eine Differenzierung der Behandelnden erfordert, liegt nun einmal in der natürlich beschränkten Kapazität des geistigen Menschen. Differenzierung darf jedoch nicht mit differieren verwechselt werden, soll nicht dem Handelnden der (gemeinsame) Boden entzogen werden. Darauf wird noch einmal zurückzukommen sein.

Mit Bezug auf die Durchführung der chirurgischen Aufgaben im berufsgenossenschaftlichen Heilverfahren ist die sachlich notwendige Differenzierung seit Jahrzehnten erfolgreich praktiziert worden [2, 5]. In den Zeiten, in denen verhältnismäßig einfache Indikationen die Behandlung des Unfallverletzten beherrschten und verhältnismäßig einfach durchzuführende Versorgungen, v. a. der Gliedmaßenverletzungen, diesen Teil der Chirurgie kennzeichneten, konnten die definierten „Anforderungen" in zeitlich zumutbarem Rahmen erworben werden, und sie konnten, was nicht weniger bedeutsam ist, erhalten, ausgebaut und der Entwicklung nachfolgend zeitgerecht angepaßt werden. Die 4jährige Vorbereitungszeit nach Erwerb der Facharzteigenschaft und das Spektrum der vorkommenden Verletzungsarten gestatteten durchaus die Wahrung der erforderlichen Qualität. Die erzielten Ergebnisse entsprachen dem damals Erreichbaren.

Darüber ist die Entwicklung hinweggegangen, die Verletzungsarten haben sich gewandelt. Den heutigen Erfordernissen kann die damalige Regelung nicht mehr nachkommen. Die Differenzierung des Behandlers mußte folgen. Das ist geschehen durch Einführung des Teilgebietes und durch Beschäftigung auf diesem Teilgebiet. Inzwischen liegen die Verhältnisse so, daß nur noch die hauptamtliche vollzeitige Betätigung im Teilgebiet dem Qualitätsstandard zu entsprechen vermag. Es ist abwegig, mit den Kenntnissen und Fähigkeiten von gestern heute bewältigen zu wollen, was nicht mehr identisch ist.

Die Faszination, die von den Osteosynthesen ausgegangen und vielleicht deswegen so beeindruckend ist, weil in verhältnismäßig kurzer Zeit ein sehr großer Therapiesprung getan wurde, hat nicht den Blick dafür verstellt, daß das Trauma mehr ist als nur ein Knochenbruch, ein Weichteilschaden, eine Gliedmaßenverletzung. Es wäre von fundamentaler Bedeutung gewesen, wenn die Unfallchirurgie nur unter dieser Betrachtung zum Teilgebiet geworden und so betrieben worden wäre. Das war jedoch nicht der Fall, sondern es wurden auch die allgemein-chirurgischen Grundlagen von Diagnostik, Indikation und Therapie gepflegt, getreu der chirurgischen Erkenntnis, daß jede Verletzung auch eine Allgemeinerkrankung sei und weitere Krankheiten nach sich ziehen könne [7].

Längst bevor die Osteosynthese ihren Siegeszug antrat, waren Unfallrettung und Schockbekämpfung zentrale Anliegen, behielt das Thromboembolieproblem seine Bedeutung, blieb die posttraumatische Osteomyelitis eine Crux chirurgiensis. Diese Probleme persistierten. Es gab und gibt keinen Grund, sie weiterzugeben.

Die Einheit der Lenkung des berufsgenossenschaftlichen Heilverfahrens ist einer der Schlüssel zum Erfolg; es wäre von Nachteil, die Einheit des Heilverfahrens aufzugeben und damit seine erwiesene Effizienz zu schwächen [8, 9, 12]. Das gilt nicht minder für ein anderes Aufgabengebiet, die chirurgische Intensivmedizin, die ebenfalls Bestandteil auch der Unfallchirurgie (und des berufsgenossenschaftlichen Heilverfahrens) ist. Zwar ist in der Intensivmedizin das kontinuierliche Konsilium ein wesentliches Handlungsinstrument; aber der unfallchirurgische Patient muß auch hier ein solcher bleiben, da die Verletzungen nicht außer Betrieb gesetzt sind und der weiteren Behandlung bedürfen.

Zum Diskussionspunkt geworden ist das Polytrauma. In den Vordergrund gestellt werden hier die Organverletzungen, denen gegenüber jedoch die allgemeinen Folgen des Traumas gleichgewichtig erscheinen müssen. Die akut lebensbedrohlichen Versagenszustände sind geläufige Erscheinungen; ihre Bedeutung wurde lange Zeit verkannt. Heute weiß man, daß bereits am Unfallort deren Bekämpfung aufgenommen werden muß [10]. Das ist eine Aufgabe, der sich kein notärztlich tätiger Chirurg entziehen darf. Es ist auch gleichgültig, von welcher Provenienz ein solcher Zustand ist. Wenn die pathophysiologischen Abläufe identisch sind, kommt darin durchaus das Gemeinsame der Chirurgie zum Ausdruck.

In der Tat wäre es nicht sachgerecht, die häufigsten Verletzungen des Stütz- und Bewegungssystems isoliert zu betrachten, die wechselnden Gesamtbedingungen des traumatischen und posttraumatischen Geschehens jedoch hinwegzudenken und umfassendere Verletzungsbilder bis hin zum Polytrauma nach Diagnostik, Indikation und Therapie einschließlich Intensivmedizin auszunehmen. Auch diese Verletzungen und ihre unmittelbaren Folgezustände setzen primär mit vital bedeutsamen Allgemeinerscheinungen ein, die das chirurgische Basisverständnis ansprechen. Kein Chirurg ist ohne seine Kenntnis voll handlungsfähig. Es gibt aber chirurgische Arbeitsbereiche, in denen die pathologischen Allgemeinreaktionen weniger häufig auftreten; dazu gehören die Unfallverletzungen nicht! Es ist daher selbstverständlich, daß mit gleichem Gewicht die traumatisch entstandenen, akut lebensbedrohlichen Zustände zur Unfallchirurgie gehören, wie zur Viszeralchirurgie die im Gefolge von Abdominalorgankrankheiten oder deren chirurgischer Behandlung auftretenden vergleichbaren Notzustände [4, 7, 10].

Der Schwerverletzte, insbesondere derjenige mit Höhlenorganverletzungen, ist ein Notfallpatient, nicht Elektivpatient. Sein extremer Notzustand löst eine ebenso weitgehende Garantenpflicht aus, die nicht auf die organspezifische Versorgung, sondern primär auf die sofortige Abwendung des Notzustandes abstellt. Inwieweit eine Organverletzung, gleich welcher Körperregion, sofort definitiv versorgt werden kann, ist keine grundsätzliche, sondern eine praktische Frage. Durch wen diese Versorgung geschieht, ist pragmatisch zu entscheiden und letztendlich ein Problem der Gesamtleitung. Nichts spricht dagegen, daß derjenige, der typischerweise in der Notlagenversorgung firm ist, hierbei die Führung übernimmt. Es kommt mehr auf Umsicht, Durchblick, Voraussicht, auf Koordination und die Fähigkeit, Prioritäten zu werten, an, als auf spezifische Detailkenntnisse an einem einzelnen Organ. Daß das Notwendige getan, das nicht Nötige tunlich unterlassen werde, hat Gewicht in der Waagschale der Entscheidung. Eine solche Situation geht über die Taktik hinaus und fordert strategisches Denken mit dem Ziel, die Freiheit des operativen Handelns herzustellen [7, 10].

Die Versorgung von Höhlenverletzungen unter dem Gesichtspunkt der Notlagenindikation ist − unabhängig von der gegenseitigen Ergänzung − im übrigen anders zu beurteilen als der Eingriff im Sinne der Elektivchirurgie. Gerade deswegen ist auch die Osteosynthese hiermit nicht vergleichbar; denn diese kommt praktisch immer dem Elektivprinzip gleich [7, 10].

Dieses integrierte Handeln ist auch nicht auf die Therapie beschränkt, sondern schließt die Diagnostik mit ein. Der Unfallchirurg muß infolgedessen die jeweils notwendigen Verfahren selbst einsetzen und über die Wertigkeit ihrer Ergebnisse aus eigenem Beurteilungsvermögen entscheiden können. Dies gilt insbesondere auch für die bildgebende Diagnostik.

Zusammenfassung

Im berufsgenossenschaftlichen Heilverfahren kommt es, wie eingangs betont, nach dem Willen des Gesetzgebers darauf an, eingetretene Schäden zu beseitigen und den Eintritt zusätzlicher Schäden zu vermeiden. Die Versorgung Unfallverletzter mit ihrem ad hoc einsetzenden Behandlungsanspruch ist ein außerordentlich komplexes Geschehen, das auch den Blick in die Zukunft des Patienten einschließt. Zur Abgewogenheit der Entscheidungen gehört daher auch die Kenntnis typischer normaler wie pathologischer Heilverläufe; diese ist aber nicht durch gelegentliche Beteiligung an der Primärversorgung, sondern nur durch dauernde aktive Führung des ganzen Heilverfahrens zu erwerben.

Die häufige Mehrfachbetroffenheit eines Unfallverletzten gibt dem ärztlichen Handeln eine schicksalhafte Bedeutung von Anfang an. Deswegen sind die Grundsätze des berufsgenossenschaftlichen Heilverfahrens ganz generell als Maxime zu betrachten, jegliches zu tun, um „mit allen geeigneten Mitteln" die Wiederherstellung des Verletzten zu erreichen, und zwar ohne Rücksicht auf seine Versicherungszuordnung.

Literatur

1. Pauwels F (1965) Gesammelte Abhandlungen zur funktionellen Anatomie des Bewegungsapparates. Springer, Berlin Heidelberg New York
2. Probst J (1981) Die Berufsgenossenschaftlichen Kliniken und Sonderstationen; Unfallbehandlungsstellen. In: . . . mit allen geeigneten Mitteln. Perspektiven berufsgenossenschaftlicher Prävention und Rehabilitation. 3. Ausgabe. Schriftenreihe des Hauptverbandes der gewerblichen Berufsgenossenschaften, Bonn
3. Probst J (Hrsg) (1986) Unfallheilkunde 1986. Zur 50. Jahrestagung der Deutschen Gesellschaft für Unfallheilkunde. Demeter, Gräfelfing

4. Probst J (1987) Chirurgie oder Allgemeinchirurgie? Versuch einer Standort- und Begriffsbestimmung aus der Sicht der Unfallchirurgie. Demeter, Gräfelfing (Deutsche Gesellschaft für Unfallheilkunde: Mitteilungen und Nachrichten 14)
5. Probst J (1987) Heilen und Helfen mit allen geeigneten Mitteln. Perspektiven berufsgenossenschaftlicher Rehabilitation. Brem Ärztebl 19: 7–17
6. Rehn J (1981) Unfallchirurgie und Berufsgenossenschaften — Eine Standortbestimmung. In: Hauptverband der gewerblichen Berufsgenossenschaften (Hrsg) Grundsatzfragen der sozialen Unfallversicherung, Bd 2. Schmidt, Berlin
7. Rehn J (1986) Unfallchirurgie. In: Probst J (Hrsg) Unfallheilkunde 1986. Demeter, Gräfelfing
8. Seidler F (1981) Die berufsgenossenschaftliche medizinische Rehabilitation. In: Hauptverband der gewerblichen Berufsgenossenschaften (Hrsg) Grundsatzfragen der sozialen Unfallversicherung, Bd 2. Schmidt, Berlin
9. Seidler F (1986) Berufsgenossenschaftliches Heilverfahren. In: Probst J (Hrsg) Unfallheilkunde 1986. Demeter, Gräfelfing
10. Tscherne H, et al (1986) Polytrauma. In: Probst J (Hrsg) Unfallheilkunde 1986. Demeter, Gräfelfing
11. Watermann, F (1961) Kausalität und Finalität im Recht der gesetzlichen Unfallversicherung. In: Hauptverband der gewerblichen Berufsgenossenschaften (Hrsg) Grundsatzfragen der sozialen Unfallversicherung, Bd 1. Schmidt, Berlin
12. Watermann F (1981) Grundsatzfragen der sozialen Unfallversicherung vor dem Hintergrund ihrer geschichtlichen Entwicklung. In: Hauptverband der gewerblichen Berufsgenossenschaften (Hrsg) Grundsatzfragen der sozialen Unfallversicherung, Bd 2. Schmidt, Berlin
13. Wickenhagen E (1980) Geschichte der gewerblichen Unfallversicherung. Oldenbourg, München Wien

Diskussion

Leitung: E. Ungeheuer,
Zusammengefaßt von G. Hierholzer und S. Hierholzer

Ungeheuer verweist auf den Grundkonsens über den Schwerpunkt „Unfallchirurgie",
an dessen Existenz es keinen Zweifel geben kann. Das Verständnis unter den Chirurgen
habe zugenommen, und es seien Richtlinien gemeinsam von Chirurgen und Unfallchirurgen erarbeitet worden. Nach Ungeheuer sollten in Krankenhäusern der Zentral- und
Maximalversorgung Unfallabteilungen eingerichtet sein, und es bestehe unter den Anwesenden wohl auch Übereinstimmung darüber, daß eine chirurgische Abteilung von
60–80 Betten keine sinnvolle Unterteilung nach Schwerpunkten zulasse. Die oben genannte Richtlinie ist zwar von der Deutschen Gesellschaft für Chirurgie nicht offiziell
verabschiedet worden, das Präsidium hat sie aber diskutiert und zustimmend zur
Kenntnis genommen.

Legt man z.B. die vom Gesetzgeber in Baden-Württemberg erlassenen Richtlinien
zugrunde, so ist die Existenzberechtigung einer unfallchirurgischen Abteilung im
Krankenhaus der Zentral- und Maximalversorgung nicht mehr wegzudiskutieren (Pfister). Auch aus der Sicht der Hessischen Ärztekammer ist die Unfallchirurgie im Gebiet Chirurgie nach Art und Umfang der Aufgabenstellung nicht „nebenher" zu vertreten (Rheindorf). Die Chirurgie ist nicht für die Chirurgen geschaffen, sondern für erkrankte und verletzte Menschen (Hempel). Es ist damit auch unsere Pflicht, in Wahrnehmung der übertragenen Aufgaben über zeitgerechte Strukturen nachzudenken.
Nach Pfister dient der Schwerpunkt „Unfallchirurgie" in einer Klinik mit gegliederter
Struktur folgenden Zielen: 1. Verbesserung von Unfallrettung, Erstversorgung und
Therapie, 2. Aus- und Weiterbildung des beteiligten Personals, 3. Unfallforschung.
Im Hinblick auf den fortschreitenden Wandel in der Medizin ist die Schaffung von
Schwerpunkten (Jungbluth) ein geeignetes Instrument, um die Einheit eines Fachgebietes zu gewährleisten und der Entwicklung von Subdisziplinen entgegenzuwirken (Streicher).

Ungeheuer merkt an, daß er in dem heute diskutierten Zusammenhang das Wort
„Chirurg" und nicht das Wort „Allgemeinchirurg" verwendet. Es gäbe keine Definition für die Bezeichnung „Allgemeinchirurgie", sondern nur für die „Allgemeine
Chirurgie". Nach Probst kann aus der Zusammenarbeit mit den Orthopäden kein
Zweifel an der Zugehörigkeit der Unfallchirurgen zur Chirurgie abgeleitet werden. Die
Diskussionsteilnehmer sehen übereinstimmend in der Deutschen Gesellschaft für
Chirurgie ihre fachliche und wissenschaftliche Repräsentanz. Die Deutsche Gesellschaft für Unfallheilkunde ist ein interdisziplinäres Forum und mit dem Vorteil verbunden, entsprechende Themenstellungen fachübergreifend abhandeln und vorantreiben zu können.

Als Antwort auf die Ausführungen von Koslowski bespricht Tscherne das sehr gute
Arbeitsverhältnis zu den Orthopäden und sieht noch ungelöste Probleme im Zusam-

menwirken mit den Allgemeinchirurgen. Man sei nicht bestrebt, aus der Unfallchirurgie ein eigenes Fachgebiet zu machen, und den Allgemeinchirurgen solle auch nicht die Ausübung der Unfallchirurgie abgesprochen werden. Jeder Mitarbeiter von Tscherne ist Facharzt für Chirurgie und in der Lage sowie geübt, Laparotomien durchzuführen. Unfallchirurgie ist die Chirurgie der Verletzungen. Die wissenschaftliche Definition der Allgemeinchirurgie betrifft nicht nur die Chirurgie der Körperhöhlen, sondern auch die Chirurgie des Bewegungsapparates. Verschiedentlich wird die Formulierung Viszeralchirurgie (Koslowski, Schmit-Neuerburg, Stürmer, Weller) verwendet, von Ungeheuer jedoch kritisiert und abgelehnt. Die Gesprächsteilnehmer weisen auf die umfassende fachliche Bedeutung dieses Wortes hin und verbinden damit ausdrücklich keine Einengung oder Abgrenzung.

Koslowski definiert die Unfallchirurgie als die Chirurgie des Stütz- und Bewegungssystems und will in diesem Zusammenhang den Begriff des „orthopaedic surgeon" diskutiert wissen. Hierholzer verweist darauf, daß der Schwerpunkt „Unfallchirurgie" nicht getrennt von der allgemeinen Chirurgie diskutiert werden könne. Die Pathophysiologie des Traumas, die Wundheilung, die chirurgische Infektion, die Infusionsbehandlung, die Technik der operativen Zugänge, die Nahttechnik und die Formen der Blutstillung seien z. B. die Grundlage aller chirurgischen Schwerpunkte. Ungeheuer richtet an den Zukunftsausschuß der Deutschen Gesellschaft für Chirurgie die Aufforderung, eine Definition des Schwerpunktes „Unfallchirurgie" zu erarbeiten. Nach Hempel muß man nachträglich fragen, ob die Einführung der chirurgischen Teilgebiete dienlich war. Alternativ zu der Bezeichnung „Teilgebiet" erscheint der Begriff „Schwerpunkt" zutreffender.

Ein integriertes Fachgebiet Chirurgie erfordert konsequenterweise die Bereitschaft zur Zusammenarbeit. Nach Ungeheuer bedarf es in einer großen chirurgischen Klinik mit verschiedenen Schwerpunkten der kollegialen Absprache und der organisatorischen Regelung. Beispielhaft läßt sich das an der Hüftchirurgie darstellen, die in einer Klinik wohl Aufgabe des Unfallchirurgen und nicht des Chirurgen sei, der routinemäßig die Abdominalchirurgie durchführe. Es gibt verschiedene organisatorische Modelle (Gruenagel, Havemann, Trentz). Entscheidend bleibt es, die Lösung in einer vernünftigen Koordination zu finden und eine unnötige Abgrenzung zu vermeiden. Verbunden damit ist die Berücksichtigung der Weiterbildungsmerkmale (Rheindorf, Schäfer) und die Bereitschaft, an deren Fortschreibung in den Gremien der Ärztekammern mitzuwirken. Ungeheuer beschließt den ersten Teil der Diskussion mit dem ausdrücklichen Dank für die kollegiale Form der Aussprache.

Teil II
Strukturfragen, Zusammenarbeit, spezielle Gesichtspunkte

Strukturfragen und Zusammenarbeit aus der Sicht des Arztes in der Weiterbildung — unfallchirurgische Aufgabenstellung in der Chirurgie

K. M. Stürmer

Spezialisierung bedingt selbständige Unfallchirurgie

Die Unfallchirurgie hat in den letzten 20 Jahren nicht nur fachlich, sondern auch in ihrer organisatorischen Struktur erhebliche Fortschritte gemacht. Dieser Fortschritt soll an einem Zitat von Lorenz Böhler (1961) [2] aus der *Münchener Medizinischen Wochenschrift* deutlich gemacht werden. Unter dem Thema „Der Weg zum Erfolg in der Unfallchirurgie" schrieb er wie folgt:

> „Die Unfallchirurgie wird in allen Ländern der Erde von einem hervorragenden Ordinarius für Chirurgie gelehrt. Die meisten dieser Lehrer behandeln aber selbst keine Unfälle. Sie haben es als junge Assistenten vor vielen Jahren oder Jahrzehnten mehr oder weniger lang getan ... Die Oberärzte dieser Unfallstationen lesen ein kurzes Kolleg über Knochenbrüche und Verrenkungen oder über Verbandlehre. Der Zudrang zu den Unfallstationen ist bei den klinischen Assistenten sehr gering, da sie wissen, daß sie damit weder für die akademische Laufbahn, noch bei der Bewerbung für ein Krankenhaus irgendwelche Aussichten haben.
> Die Unfallchirurgie kann sich erst dann voll entwickeln, wenn an jeder medizinischen Fakultät (der ganzen Welt) eine eigene selbständige Lehrkanzel für Unfallchirurgie und Begutachtung geschaffen wird, an der ein Lehrer wirkt, der sich dauernd und begeistert mit der Behandlung von Unfällen befaßt und der Mitarbeiter mit Aussicht auf eine erfolgreiche Zukunft hat. Es würden sich dann viele unfallchirurgische Talente entfalten, die jetzt verkümmern müssen."

Die damals noch vielerorts als utopisch anmutenden, weitsichtigen Forderungen des bedeutenden Arztes und Organisationstalentes Böhler sind heute in vielerlei Hinsicht schon Wirklichkeit. Der Andrang der Assistenten in der Unfallchirurgie ist groß. Es besteht viel Enthusiasmus und Hoffnung für die zukünftige Entwicklung der Unfallchirurgie. Es ist wohl das Privileg der Jüngeren, Idealvorstellungen von der Zukunft zu haben, die noch nicht so sehr von den Zwängen vorgegebener Strukturen personeller, organisatorischer und finanzieller Art belastet werden. Will man für die Zukunft planen, so ist es zunächst erlaubt, Idealvorstellungen zu entwickeln. Im zweiten Schritt muß dann geprüft werden, inwieweit sich diese Idealvorstellungen tatsächlich verwirklichen lassen.

Nun eine zweite Prämisse: Es ist heutzutage nicht mehr möglich, die gesamte Chirurgie zu beherrschen. Dies wird keinem klarer vor Augen geführt als dem Arzt in der Weiterbildung, der zunächst auf das ungeheure Wissen, das heute hinter dem Begriff Chirurgie steht, hinaufschaut wie auf ein kaum bezwingbares Gebirge, vorausgesetzt er bringt auch etwas Selbstkritik mit. Ungeheuer [9] sagte mit Recht: „Die Spezialisierung in der Medizin und damit auch in unserem Fachgebiet ist unabdingbar und notwendig. Sie ist der Preis, den wir für den technischen Fortschritt der letzten Jahre und insbesondere für den immer umfangreicher werdenden Wissensstoff zu zahlen haben."

G. Hierholzer (Hrsg.)
Unfallchirurgie
© Springer-Verlag Berlin Heidelberg 1988

Siewert (1986) [7] hat als den sog. Kern des Faches Chirurgie folgendes zusammengefaßt: „Die Viszeralchirurgie, die onkologische Chirurgie, die Lungenchirurgie, die endokrine Chirurgie, die Weichteilchirurgie, die Transplantationschirurgie, die Traumatologie, die septische Chirurgie und die Intensivpflege." Es gibt wohl niemand, der in
Verantwortung vor den betroffenen Patienten sagen kann: „Jawohl, ich kann Sie auf
all diesen Gebieten nach dem neuesten Stand des Wissens behandeln und operieren."
Jeder von uns geht wie selbstverständlich im eigenen Krankheitsfall, mit nahen Ange-
hörigen oder guten Freunden zum Spezialisten, wobei weite Anreisewege keine Rolle
spielen.

Flächendeckende kompetente unfallchirurgische Versorgung

Wir sind aufgerufen, auch unseren Patienten das Optimale anzubieten, soweit es in
unseren Kräften steht. Optimal für den Patienten ist aber nur die flächendeckende Bereitstellung einer kompetenten unfallchirurgischen Behandlung für das gesamte Bun-
desgebiet. Diese beginnt am Unfallort. Durch Hubschrauber, Notarztwagen und Ret-
tungswagen sind die Erstversorgung und der schnelle Transport in der Bundesrepublik
auf einem sehr hohen Niveau, wenn auch sicherlich noch kritikwürdig. Entscheidend
für den Patienten ist aber der zweite Schritt: Wird er in die *nächste* Klinik oder in die
nächste geeignete Klinik gebracht? Es ist besser, einen Patienten unter notärztlicher
Betreuung 5–10 min länger zu transportieren, um eine geeignete Klinik anzufahren, als
diese 5–10 min zu gewinnen und rasch weitere halbe und ganze Stunden im Notaufnah-
meraum eines Krankenhauses wieder zu verlieren, in dem weder die personellen noch
die organisatorisch-technischen Voraussetzungen für eine zeitgemäße Unfallbehandlung gegeben sind.

All dies gilt nicht nur für den polytraumatisierten Patienten, und es wäre völlig
falsch, die gesamte Diskussion über die Unfallchirurgie so zu führen, als würden hier
nur schwerverletzte Patienten versorgt. Im eigenen Krankengut der unfallchirurgischen
Abteilung am Universitätsklinikum Essen fanden sich 1985 unter 6613 ambulanten
Neuzugängen nur 280 schwerverletzte Patienten. Das sind nicht mehr als 4,2%. Gesundheitspolitisch wesentlich relevanter sind sicherlich die 96% der leicht- und mittel-
schwerverletzten Patienten, die ebenso einen Anspruch darauf haben, in akzeptabler
Entfernung von ihrem Wohnort eine qualifizierte unfallchirurgische Behandlung zu erhalten.

Neustrukturierung der Unfallversorgung in Berlin als Vorbild

Vorbildlich erscheint die Strukturplanung in Berlin. Der Berliner Senat hat in den letzten Jahren nicht nur im Gesundheitswesen gezeigt, wie man sinnvolle Reformen mit
Sachverstand durchsetzt. Im Krankenhausplan des Landes Berlin 1986 [5] unter der
Überschrift „Notwendigkeit einer Neustrukturierung der Unfallversorgung" ist zu
lesen: „Hauptschwäche in der Unfallversorgung ist die mangelnde Strukturierung in
der chirurgischen Versorgung und die unvollständige Unterscheidung zwischen
Allgemein- und Unfallchirurgie, die nur in einigen Ausnahmen vollzogen ist. Durch die
zunehmende Spezialisierung ist aber kein Chirurg mehr in der Lage, das gesamte Spek-

60

trum der Chirurgie zu übersehen und vor allem in jedem Bereich verantwortungsvoll und kompetent zu operieren. Zudem ergeben sich dadurch Abteilungsgrößen bis zu 160 Betten, die von *einem* Chefarzt nicht mehr angemessen zu bewältigen sind. Dies wird in der Realität meist so gelöst, daß der Chefarzt einen Oberarzt mit der Teilgebietsbezeichnung ‚Unfallchirurgie' mit der Wahrnehmung der Unfallversorgung betraut. Damit ist die inhaltliche Trennung schon gegeben. Der Krankenhausplan folgt ihr auch organisatorisch."

Alle Berliner Krankenhäuser werden in ein dreistufiges System aufgeteilt [4]: in der 1. Stufe die „Erste-Hilfe-Krankenhäuser", die leichtere Verletzungen behandeln, die in der Regel *ambulant* bleiben können. In der 2. Stufe die „Unfallkrankenhäuser", die v. a. eine qualifizierte *stationäre* unfallchirurgische Behandlung gewährleisten müssen, in der Regel durch eine *eigene Abteilung für Traumatologie*, die den Ansprüchen einer fachlich kompetenten Unfallchirurgie genügt. In der 3. Stufe gibt es drei „Unfallschwerpunktkrankenhäuser" für Polytraumatisierte. Hier arbeitet die Unfallchirurgie mit zusätzlichen Abteilungen zusammen: Neurochirurgie, Hals-Nasen-Ohren-Heilkunde, Kieferchirurgie, Gefäßchirurgie, Augenkrankheiten und Urologie. Unfallschwerpunktkrankenhäuser sind das Universitätsklinikum Steglitz, die Universitätsklinik Rudolf Virchow und das Krankenhaus Neukölln. Entsprechende Anweisungen für die Berliner Feuerwehr [6] sollen die abgestufte Zuweisung der Patienten sicherstellen, wörtlich: „Verletzte, die vermutlich der stationären Behandlung bedürfen, sind einem Unfallkrankenhaus (mit eigener traumatologischer Abteilung) zuzuführen. Personen mit offensichtlichen oder vermuteten Schädelverletzungen sowie mehrfachverletzte Patienten sind in eines der drei Unfallschwerpunktkrankenhäuser zu transportieren." Soweit der Krankenhausplan 1986 des Landes Berlin.

Berlin hat mit dieser kurzen, treffenden und für jeden verständlichen Strukturreform ein Beispiel für die gesamte Bundesrepublik Deutschland gegeben. Die Planung könnte problemlos für alle Ballungsgebiete und größeren Städte übernommen werden. Für die weniger dicht besiedelten Gebiete sollte sich eine flächendeckende Bedarfsplanung an den Transportwegen unter Berücksichtigung des Hubschraubers orientieren.

Reform der chirurgischen Weiterbildung

Dieses Thema betrifft natürlich den Arzt in der Weiterbildung besonders. Aus unserer Sicht wird die heutige Weiterbildung der notwendigen Spezialisierung nicht mehr gerecht. Bleiben wir bei dem genannten Bild: Die Chirurgie ist ein mehrgipfeliges Gebirge, es seien nur einige herausgehoben: die beiden breitschultrigen Berge „Monte Viszerale", das „Unfallhorn" und die beiden spitzen Gipfel des „Mount Thorax" und des „Vessel Peak". Jeder vernünftige Bergsteiger wird zunächst versuchen, bei einem solchen Gebirge nur den Grundsockel zu besteigen, und dann den Weg auf einen dieser Gipfel nehmen. Die heutige Weiterbildungsordnung schreibt dem angehenden Chirurgen aber vor, zunächst einmal den viszeralchirurgischen Gipfel zu erklimmen und dort den Operationskatalog zu erfüllen. Da es hier kein spezielles Teilgebiet gibt, kann er sich in der Viszeralchirurgie — zumindest laut Weiterbildungsordnung — als fertiger Arzt für Chirurgie formal nicht mehr weiterbilden. Von den Operationen, die für die Teilgebiete notwendig sind, hat der Arzt für Chirurgie von dem Teilgebiet Unfallchirur-

gie erst 50% absolviert, von der Gefäßchirurgie 25% und von der Thoraxchirurgie nur
10%.

Was ist die Folge? In einer geteilten Klinik wird später der Allgemein- oder Viszeral-
chirurg kaum noch Unfallchirurgie betreiben, umgekehrt wird der Unfallchirurg später
kaum noch abdominelle Eingriffe durchführen. Bei begrenzter Weiterbildungskapazi-
tät und bei weiter steigenden Assistentenzahlen, auf die wir uns sicher einstellen müssen, wird man es sich in Zukunft nicht mehr leisten können, jedem Chirurgen schwie-
rige und schon spezialisierte Eingriffe während der Grundausbildung zukommen zu
lassen, die er später nie wieder durchführen wird. Umgekehrt fehlen diese Eingriffe den
Assistenten, die in der Teilgebietsweiterbildung stehen. Zudem ist die Weiterbildungszeit von nur 2 Jahren für das Teilgebiet Unfallchirurgie zu kurz, um das Teilgebiet tatsächlich voll zu beherrschen. Zusätzliche Weiterbildungszeiten, wie z. B. in der Neurochirurgie, der plastischen Chirurgie oder der Rehabilitation, wären sinnvoll, sind aber
innerhalb von 2 Jahren nicht zu verwirklichen.

Wie kann nun eine vernünftige Reform der chirurgischen Weiterbildung aussehen?
Zunächst einmal sollte man die Weiterbildung grundsätzlich teilen, und zwar in eine
Grundweiterbildung und eine Teilgebietsweiterbildung. Die Grundweiterbildung zum
Chirurgen sollte statt bisher 6 nur noch 5 Jahre dauern. Die Weiterbildung im Teilge-
biet sollte zumindest für Viszeral- und Unfallchirurgie auf 3 Jahre verlängert werden.
Eine solche Reform der Weiterbildungsordnung setzt voraus, daß die Sonderstellung
der bisherigen Allgemeinchirurgie aufgegeben wird. Auch hier ist sinnvollerweise ein
entsprechendes, gleichberechtigtes Teilgebiet zu schaffen, z. B. „Viszeralchirurgie".
Dies würde die Viszeralchirurgie im Rahmen der Weiterbildung aufwerten, denn bisher
ist es das einzige Spezialgebiet der Chirurgie, für das keine zusätzliche Qualifizierung
mit Prüfung besteht. Außerdem wird man auf diese Weise eine weitere Ausblutung der
sog. Allgemeinchirurgie in alle mögliche Subspezialitäten verhindern können.

Durch gleichberechtigte, kollegiale Zusammenarbeit zwischen den Teilgebieten wird
die Einheit der Chirurgie nicht gesprengt, sondern vielmehr für die kommenden Jahr-
zehnte gesichert. Auf der Basis der gemeinsamen Grundweiterbildung, die in jungen
Jahren gemeinsam erlebt und später gemeinsam gelehrt wird, wird die Achtung der
Teilgebiete untereinander steigen. Durch Abbau von Überschneidungen der Teilgebiete
werden Reibungspunkte entfallen. Andererseits wird der fachlich bedingte Zwang zur
Kooperation bei bestimmten Erkrankungen und speziell bei Verletzungen die Zusam-
mengehörigkeit immer wieder erlebbar machen. So kann eine partnerschaftliche Zusammenarbeit entstehen, von der nach den Patienten die Ärzte in der Weiterbildung
besonders profitieren werden.

Personalstruktur an den Krankenhäusern

Zum Problem der Personalstruktur an den Krankenhäusern hat schon Böhler [2] klar
erkannt, daß nur dann gute Leute für ein Fachgebiet gewonnen werden können, wenn
sie entsprechende Zukunftsaussichten auf attraktive Positionen haben. Aus der Sicht
der Ärzte in der Weiterbildung ist es völlig klar, daß der Leiter einer traumatologischen
Abteilung, einmal abgesehen von dem Liquidationsrecht, die Verfügungsgewalt über
die Räume der Abteilung und über eigene Sachmittel und insbesondere auch die Perso-
nalbefugnis und eigene Stellen haben muß. Ein Chef ohne Rechte in diesen 3 Punkten

ist kein Chef! Wer dem Leiter einer unfallchirurgischen Abteilung die Verantwortung
für das ärztliche Handeln mit allen Konsequenzen überträgt, der muß ihm auch die
Verantwortung für das Personal und die Sachmittel geben.

Unfallchirurgie sollte Teil der Chirurgie bleiben

Die vorgeschlagenen Reformen sind Ausdruck von Sachzwängen, die immer drängen-
der werden. Bei den ärztlichen Gutachterkommissionen liegen die vorwerfbaren Behandlungsfehler bei der Behandlung von Unfallverletzten absolut an der Spitze [1, 3]!
Wir sind verpflichtet, hier Abhilfe zu schaffen. Organisatorisch sollte die Unfallchirurgie ein Teil des Faches Chirurgie bleiben. Der angelsächsische „orthopaedic surgeon"
ist zu sehr auf die Extremitätenverletzungen beschränkt und nicht in der Lage, die notwendige Gesamtversorgung aller Unfallverletzungen zu leisten und zu koordinieren.
Die wachsende Zahl von „trauma centers" in den USA ist Ausdruck dieses Mangels.
Wenn wir aber in der Bundesrepublik Deutschland der Unfallchirurgie von chirurgischer Seite aus nicht den ihr zukommenden Stellenwert geben, dann besteht allerdings
die Gefahr, daß die Unfallchirurgie sich mehr und mehr zur Orthopädie bewegt. In der
Deutschen Gesellschaft für Unfallheilkunde besteht schon seit langem eine gute Zusammenarbeit mit den Orthopäden. Präsident der 50. Jubiläumstagung 1986 war mit
Cotta ein Orthopäde.

Der Unfallchirurg betreut den ganzen Unfallpatienten

Unfallchirurgie als gleichberechtigtes Teilgebiet unter dem Dach des Faches Chirurgie
ist für die Behandlung und Betreuung des Verletzten vom Unfallort bis zur Wiederein-
gliederung in den Beruf und bis zur Begutachtung verantwortlich. Der Unfallchirurg
kann dabei etwa 95% aller Verletzungen selbst behandeln, die Behandlung der restli-
chen 5% veranlaßt er in Kenntnis der therapeutischen Prinzipien konsiliarisch und
bleibt dabei für den Patienten weiterhin Bezugsperson. Die Spezialisierung Unfallchirurgie ist eben *nicht* organbezogen. Es wird vielmehr bewußt wieder der ganze Patient
gesehen und betreut. Wenn in der *Frankfurter Allgemeinen Zeitung* vom 29. 10. 1986
[8] in dem Bericht über einen Vortrag von Toellner unter der Überschrift „Medizin
ohne Ärzte" mit einigem Recht über die Verwissenschaftlichung der Medizin geklagt
wird, so bietet andererseits die Unfallchirurgie die große Chance, dem Verletzten wieder *mehr* Arzt zu sein. Nach Toellner ist „Arzt" nicht nur eine Berufsbezeichnung,
sondern ein „Verpflichtungsname" wie „Freund" oder „Vater".

Zusammenfassung

Eine optimale Versorgung Unfallverletzter ist bei der heute unvermeidlichen Spezialisierung in der Chirurgie nur durch eine selbständige Unfallchirurgie mit eigenen Lehrstühlen an allen medizinischen Fakultäten zu erreichen. Durch eine Strukturreform der
stationären Unfallbehandlung in 3 Krankenhaustypen (Berliner Modell) muß flächen-
deckend sichergestellt werden, daß jeder Verletzte nicht einfach in der nächsten, son-

dern in der nächsten geeigneten Klinik behandelt wird. Die Weiterbildung zum Chirurgen sollte dem heutigen Stand des Wissens dadurch angepaßt werden, daß auf eine verkürzte Grundweiterbildung eine vertiefte Teilgebietsweiterbildung folgt. Dies gilt auch für das neu zu schaffende und dadurch langfristig aufgewertete Teilgebiet Viszeralchirurgie. Nur durch die gleichberechtigte Kooperation der Teilgebiete kann die Einheit der Chirurgie für die Zukunft gesichert werden und die Unfallbehandlung Teil der Chirurgie bleiben. Unfallchirurgie ist bewußt nicht organbezogen, sondern betreut den ganzen Patienten vom Unfallort bis zur Rehabilitation und Begutachtung.

Literatur

1. Berner W, Trostdorf E, Vogel R (1981) Schlichtung in Arzthaftpflichtfragen. Dtsch Ärztebl 5: 29.1.1981
2. Böhler L (1961) Der Weg zum Erfolg in der Unfallchirurgie. Dtsch Med Wochenschr 103: 1478–1485, 1529–1535
3. Carstensen O. (1986) Vorwerfbare Behandlungsfehler. Chirurg 57: 288–290
4. Der Senator für Gesundheit und Soziales Berlin (1986) Abgestuftes Versorgungssystem. Krankenhausplan 1986 Berlin, S 90–91
5. Der Senator für Gesundheit und Soziales Berlin (1986) Unfallversorgung, Notwendigkeit einer Neustrukturierung. Krankenhausplan 1986 Berlin, S 102–103
6. Der Senator für Gesundheit und Soziales Berlin (1986) Entwurf einer Anweisung an die Beamten der Berliner Feuerwehr
7. Siewert J R (1986) Ansprache des Präsidenten der Vereinigung der Bayerischen Chirurgen e. V. 1986 anläßlich des 75. Jubiläums. München, 17.–19.7.1986. Dtsch Ges Chir Mitt 4/1986: 113–115
8. Stein R (1986) Medizin ohne Ärzte. Frankfurter Allgemeine Zeitung 29.10.1986, Nr 251, S 31
9. Ungeheuer E (1985) Akutchirurgie — eine tägliche Herausforderung des Chirurgen. Dtsch Ges Chir Mitt 1/1985: 15–17

Unfallchirurgie aus der Sicht des Berufsverbandes

K. HEMPEL

Einleitung

Ein Vorgang aus dem Bereich der Geschäftsstelle des Berufsverbandes gibt das Verhältnis zwischen Allgemeinchirurgie und Unfallchirurgie in der denkbar negativsten Weise wieder. In einem Schwerpunktkrankenhaus von 560 Betten haben sich Unfallchirurg und Allgemeinchirurg so auseinandergelebt, daß kein kollegiales Verhältnis mehr möglich ist. Beide Chirurgen kommen mit ihren Rechtsanwälten zum Krankenhausträger. Jeder versucht, seinen Anspruch, mag er fachlich berechtigt sein oder nicht, durchzusetzen. Dem Ansehen der Chirurgie wird dadurch außerordentlich geschadet. Die Anwälte und der Krankenhausträger haben ihrerseits nicht genügend Fachkompetenz, um die chirurgischen Tätigkeitsbereiche abzustecken. Auf die Idee, die Beraterkommission der Deutschen Gesellschaft für Chirurgie und des Berufsverbandes der Deutschen Chirurgen anzurufen, ist in dem genannten Beispiel niemand gekommen.

Die Darstellung der Negativseite der Beziehungen zwischen Allgemeinchirurgie und Unfallchirurgie soll aber nur Ausgangspunkt sein, um im positiven Rückschluß Gedanken zu formulieren. Wie kann man aus berufspolitischer Sicht das Verhältnis des Allgemeinchirurgen zum Unfallchirurgen für die verschiedenen Ebenen einer chirurgischen Tätigkeit sinnvoll gestalten?

Entwicklung der Unfallchirurgie

Ein kurzer Ausflug in die Historie ist notwendig, um die heutige unfallchirurgische Aufgabenstellung im Bereich der Chirurgie zu verstehen und zu erläutern. Als im Jahre 1970 die Teilgebiete der Chirurgie eingeführt wurden, erschien es besonders wichtig, das Teilgebiet Unfallchirurgie zu schaffen, um Ansprüchen der Orthopäden auf die Behandlung der Verletzungen des Stütz- und Bewegungsapparates zu entgegnen. Aus orthopädischer Sicht wurde auf die Regelung im angloamerikanischen Sprachraum hingewiesen, in dem der „orthopaedic surgeon" die Traumatologie des Stütz- und Bewegungsapparates wahrnimmt.

Bei der damaligen Diskussion hat man versäumt, klar zu definieren, was Unfallchirurgie ist. Es sind dadurch unnötige Schwierigkeiten und Auseinandersetzungen entstanden. Liest man in den alten Protokollen des Berufsverbandes nach, so standen sich damals 2 Auffassungen gegenüber. Die eine sah in der Unfallchirurgie die Chirurgie des Unfalls schlechthin, während die andere Auffassung darunter vornehmlich die Chirurgie des Stütz- und Bewegungsapparates verstand. Interessanterweise wurde be-

G. Hierholzer (Hrsg.)
Unfallchirurgie
© Springer-Verlag Berlin Heidelberg 1988

reits zu diesem Zeitpunkt von führenden Unfallchirurgen eine breitbasige allgemeinchirurgische Ausbildung verlangt. Die Unfallchirurgen haben von Anfang an gefordert, daß die Spezialisierung erst im Anschluß an die abgeschlossene Weiterbildung
zum Facharzt für Chirurgie erfolgen solle und sozusagen als Spitze der Weiterbildungs-
pyramide aufzusetzen sei.

Diese beiden sich gegenüberstehenden Auffassungen der Unfallchirurgie bestehen
bis heute fort, obwohl nicht zu verkennen ist, daß besonders von unfallchirurgischer
Seite Bemühungen bestehen, Gebiet und Teilgebiet sehr eng miteinander zu verbinden.
Die Umbenennung der Zeitschrift für Unfallheilkunde in *Der Unfallchirurg* war für
mich eine nach außen hin sichtbare Wende. Rehn wies damals auf die Chirurgie als
Grundlage der Unfallchirurgie hin. Wir alle seien Chirurgen, und der Unfallchirurg
habe einen Schwerpunkt für die Erkennung und Behandlung der Verletzungen wie
auch für die Forschung und Lehre in diesem Bereich.

Heute muß man sich fragen, ob die Einführung des Teilgebietes Unfallchirurgie eine
glückliche Lösung war! Die Spezialisierung und der enorme Fortschritt der operativen
Knochenbruchbehandlung wäre sicher auch ohne das Teilgebiet Unfallchirurgie eingetreten, wie das Schweizer Beispiel zeigt. Die Gründer und Initiatoren der Arbeitsgemeinschaft für Osteosynthesefragen bestanden aus Chirurgen und Orthopäden. Ich
selbst habe das Glück gehabt, bei Allgöwer in Chur noch diese Symbiose zu erleben.

In der Bundesrepublik Deutschland und auch in der Deutschen Demokratischen Re-
publik beschritt man andere Wege und schuf das Teilgebiet Unfallchirurgie. Die Entwicklung der Unfallchirurgie in den letzten 25 Jahren bis zum heutigen Stand ist für
mich eines der faszinierendsten Kapitel der Chirurgie der letzten 100 Jahre. Man kann
mit Fug und Recht sagen, daß die Unfallchirurgie der deutschsprachigen Länder in der
Welt die führende Rolle spielt. Dies findet man beim regelmäßigen Lesen des *Journal
of Bone and Joint Surgery* ebenso bestätigt wie bei Auslandsreisen. Als Chirurg sollte
man sich diesen Standard immer vor Augen halten und ihn erhalten. Es gibt kaum
einen anderen Schwerpunkt der Chirurgie, der sich in dieser Hinsicht mit der Unfallchirurgie vergleichen kann.

Aus der Sicht des Berufsverbandes und somit aus berufspolitischer Sicht stellt sich
die Unfallchirurgie als das umfassendste Teilgebiet der Chirurgie dar. Es ergeben sich
daraus natürlicherweise auch die meisten Reibungspunkte mit dem Kernbereich Chirurgie. Welche Fragen und Anliegen werden nun von den Unfallchirurgen am häufigsten vorgetragen?

Zunächst besteht der Wunsch einer klaren Abgrenzung der Arbeitsbereiche. Weiterhin besteht ein fortwährendes Ringen mit den Röntgenologen im Hinblick auf die Aufgaben, die mit dem Durchgangsarztverfahren verbunden sind. Schließlich gibt es nicht
wenige Hilferufe von Unfallchirurgen im Zusammenhang mit Zivil- und Strafrechts-
verfahren. Die Unfallchirurgie erzieht aufgrund der Objektivierbarkeit der Therapie
zur Exaktheit, denn die Behandlungsergebnisse sind auch vom Laien oft beurteilbar.

Die Chirurgen meiner Generation sind in einer Zeit fachlich herangewachsen, in der
die Unfallchirurgie von Lorenz Böhler repräsentiert wurde. Sein maßgebliches Werk
über die Knochenbruchbehandlung, das in 13 Sprachen übersetzt wurde, war für uns
die Bibel der Unfallchirurgie. Dieses Buch hatte man stets zur Hand und fand in ihm
immer einen guten Ratgeber, sofern die Schritt für Schritt niedergelegten Anweisungen
befolgt wurden. Böhler hat die konservative Frakturenbehandlung auf feste Grund-

lagen gestellt und gegen erhebliche Widerstände zu einer ersten Blüte geführt. Die logische Fortentwicklung der Böhlerschen Prinzipien führte zu den Empfehlungen und Grundlagen der operativen Knochenbruchbehandlung durch die Arbeitsgemeinschaft für Osteosynthesefragen.

Der Beobachter ohne vorgefaßte Meinung mußte zu der Erkenntnis kommen, daß hier Chirurgen sich in erster Linie um die Traumatologie des Stütz- und Bewegungsapparates bemühten. Die Zunahme der schweren Verletzungen und auch des Polytraumas im Straßenverkehr und bei Berufsunfällen stellte an den Unfallchirurgen immer größere Anforderungen hinsichtlich Diagnose, Therapie und Steuerung der Maßnahmen. In den Vereinigten Staaten von Amerika entwickelten sich aus der Behandlungsaufgabe von Schuß- und Stichverletzungen hochspezialisierte Traumazentren. In diesen Zentren spielt die Versorgung der Verletzungen des Stütz- und Bewegungsapparates keine so wesentliche Rolle wie die Durchführung der lebensrettenden Maßnahmen im Thorax- und Abdominalbereich. Die Kombination dieser beiden Modelle diesseits und jenseits des Atlantiks erscheint als die ideale Lösung für die Unfallchirurgie. In diesem Beitrag aus berufspolitischer Sicht soll die Unfallchirurgie des Hochschulbereiches ausgeklammert sein. Es wird auf die beiden praktizierten Modelle verwiesen.

In den meisten Schwerpunktkrankenhäusern sind oder werden unfallchirurgische Abteilungen eingerichtet. Eine Bestätigung ergibt sich aus den Stellenanzeigen im *Deutschen Ärzteblatt*. Ist an einem Krankenhaus eine unfallchirurgische Abteilung vorhanden, so sollte aus meiner Sicht der Unfallchirurg für den Unfallverletzten als erster und im Gesamtzusammenhang verantwortlich sein. Dies erscheint auch aus organisatorischen Gründen sinnvoll. Die Anforderungen, die an den Unfallchirurgen dieser Prägung gestellt werden, sind groß. Jeder Kranke mit einem Wahleingriff kann sich seinen Chirurgen bzw. seinen Operateur aussuchen. Der Unfallverletzte und besonders der Schwerunfallverletzte kann dies nicht, er ist auf das Wissen und Können des ihn zuerst verantwortlich betreuenden Chirurgen angewiesen. Der Unfallchirurg muß die lebensbedrohlichen Verletzungen der Brust- und Bauchhöhle sowie des Schädels erkennen und notfallmäßig behandeln können. Dies ist eine Selbstverständlichkeit, und es braucht kaum erwähnt zu werden, daß erforderlichenfalls weitere Chirurgen hinzuzuziehen sind, die, bezogen auf die einzelne Organverletzung, ggf. mehr Erfahrung haben.

Prestigefragen dürfen bei all diesen Erörterungen keine Rolle spielen. Erfahrung und fachliche Qualifikation sind bei dem Bemühen ausschlaggebend, für den Verletzten das Beste zu erreichen. Die Chirurgie ist nicht für die Chirurgen geschaffen, sondern zur Behandlung von hilfsbedürftigen Menschen und den in diesem Zusammenhang besonders zu berücksichtigenden Verletzten und Schwerverletzten. Es stellt sich weiter die Frage, wie der hohe Standard, den die Unfallchirurgie erreicht hat, auch in den Krankenhäusern der Grund- und Regelversorgung zum Tragen kommen kann. Über 80% aller operativen Eingriffe werden in den Krankenhäusern der Grund- und Regelversorgung durchgeführt. Rund 40% dieser Eingriffe sind unfallchirurgischer Art. Chirurgische Abteilungen unter 80 Betten sollten nicht geteilt werden. Es sollte jedoch gewährleistet sein, daß auch an derartigen Abteilungen ein speziell geschulter Chirurg mit der Teilgebietsbezeichnung Unfallchirurgie als Oberarzt vorhanden ist. Diese Position sollte eine Lebensstellung sein, verbunden mit dem Recht der Liquidation. Überwiegt die unfallchirurgische Kapazität diejenige der allgemeinchirurgischen Aufgabe, so ist natürlich auch eine Umkehrung der personellen Stellung denkbar. In diesem Falle wäre der Unfallchirurg der Chefarzt mit einem Oberarzt, der die Allgemeinchirurgie oder das Kerngebiet Chirurgie abdeckt.

Die individuellen und gesellschaftlichen Ansprüche an die moderne Medizin beinhalten nach schweren Verletzungen die Erwartung einer möglichst vollständigen Wiederherstellung. Der Wunsch des Verletzten nach einer ungestörten Gesundheit ist verständlich, ebenso wie der Auftrag, den Verletzten baldmöglichst wieder einer produktiven Berufstätigkeit zuzuführen. Die moderne Traumatologie hat sich mit ihren Behandlungsmethoden diesen Erfordernissen weit angenähert. Sie ist heute in der Lage, durch operative Behandlungsverfahren mit teilweise hohem technischen Aufwand schwere Verletzungen wie z. B. der Wirbelsäule, des Beckens oder der großen Gelenke erfolgreich zu behandeln. Der Unfallchirurg muß die Handhabung komplizierter technischer Instrumente und Materialien erlernen und beherrschen. Ihm obliegen aufwendige diagnostische Methoden und deren Interpretation sowie der subtile Umgang mit einer differenzierten Indikationsstellung. Die handwerklich-technische Ausführung der operativ-praktischen Tätigkeit hat höchste Bedeutung gewonnen.

In der Bundesrepublik Deutschland hat sich die heutige Traumatologie der obengenannten Aufgabenstellung erfolgreich unterzogen. Die weitere Entwicklung und nicht zuletzt auch die zunehmende Zahl junger Ärzte werden die Spezialisierung vorantreiben und dies auch in der Unfallchirurgie. Für die heranwachsende Chirurgengeneration wird es immer schwieriger werden, die Chirurgie als Ganzes zu beherrschen, dies erscheint nicht mehr menschenmöglich. Es ist aber geboten, die Chirurgie als Ganzes zu bewahren. Aus diesen Überlegungen erscheint es heute nicht mehr sinnvoll, das Teilgebiet Unfallchirurgie wieder in die Allgemeinchirurgie eingliedern zu wollen. Es kann hierfür kein berechtigtes und sinnvolles Argument angeführt werden. Aktiviert werden muß allerdings die intensive Zusammenarbeit unter den Schwerpunkten des Gebietes „Chirurgie". Der Unfallchirurg wird dabei aus der Erkenntnis heraus handeln, daß auch er nicht mehr alle Organverletzungen dem heutigen Standard entsprechend perfekt behandeln kann.

Bestrebungen, die Weiterbildungszeit im Gebiet Chirurgie zu verkürzen, um dann schneller die Teilgebietsbezeichnung Unfallchirurgie zu erwerben, sind abzulehnen. Es sollte eine 6jährige Weiterbildung im Gebiet erfolgen, und es sind zusätzlich 2 weitere Jahre Weiterbildung für das Teilgebiet Unfallchirurgie zu fordern.

Auch der niedergelassene Chirurg darf den Kontakt zur Entwicklung in der Unfallchirurgie nicht verlieren. Ein ganz wesentlicher Teil seiner täglichen Arbeit ist Unfallchirurgie. Der z. B. auch von den Berufsgenossenschaften für diesen Bereich geforderte hohe Qualitätsstandard kann nur dem Wohle des Verletzten dienen. Finanzielle Gründe dürfen nicht zu Schwierigkeiten zwischen dem Krankenhauschirurgen und dem niedergelassenen Chirurgen führen. Veranstaltungen mit theoretischer und praktischer Fortbildung müssen sowohl vom Krankenhauschirurgen als auch vom niedergelassenen Chirurgen wahrgenommen werden, diese dienen nicht zuletzt auch der gedeihlichen Zusammenarbeit. Es besteht im übrigen kein Zweifel daran, daß der qualifizierte, unfallchirurgisch tätige niedergelassene Kollege seine Berechtigung hat.

Hier noch kurz einige Gesichtspunkte der Weiterbildung. Es stellt sich die Frage, ob im Gebiet Chirurgie wie auch im Teilgebiet Unfallchirurgie nicht eine zu große Zahl von Kollegen weitergebildet wird, die dann später ggf. keine adäquate Beschäftigung findet. Bedarfsanalysen können von Nutzen sein und sollten durchgeführt werden. Der

Berufsverband der Deutschen Chirurgen wird bei der Lösung dieser Probleme stets hilfreich zur Stelle sein.

Unvermeidbar bestehen mit dem orthopädischen Fachgebiet gewisse Überschneidungsbereiche. Es bestand hier und da eine gewisse Tendenz, die Unfallchirurgie näher an die Orthopädie heranzuführen. Um so erfreulicher ist jetzt das klare Bekenntnis der führenden Unfallchirurgen zum gemeinsamen Fachgebiet Chirurgie.

Zusammenfassung

Anläßlich der Eröffnung der 123. Tagung der Nordwestdeutschen Chirurgenvereinigung im Dezember 1978 in Hamburg trug der Autor folgendes vor, was auch heute noch Gültigkeit hat:

Wie die Tradition unserer Vereinigung in der Programmgestaltung Allgemein- und Unfallchirurgie glücklich vereint, so soll es auch im praktischen Alltag sein. Die Unfallchirurgie ist die Wurzel allen chirurgischen Handelns, mit der Wunde fing es an. Nur ein enges Miteinander zwischen Allgemeinchirurgie und Unfallchirurgie, das sich bei den vielen Berührungspunkten zwangsläufig ergeben sollte, kann in idealer Weise dem Kranken und Verletzten dienen. Ein enger Zusammenschluß der Unfallchirurgie mit der Allgemeinchirurgie ist um so wichtiger, als in absehbarer Zukunft immer noch Chirurgen herangebildet werden müssen, die in der Lage sind, in den Krankenhäusern der Grund- und Regelversorgung allen diesen Anforderungen gerecht zu werden. Wie weiland im 2. Buch Mose Jakob mit dem Engel rang und ihn umklammerte und festhielt mit den Worten: Ich lasse dich nicht, du segnest mich denn!, so sollte es auch der Allgemeinchirurg mit dem Unfallchirurg halten und umgekehrt.

Es ist bekannt, daß Jakob bei diesem Gerangel die Hüfte ausgerenkt wurde. Welch lohnende Aufgabe für den Unfallchirurgen, diesen Übelstand zu beseitigen, bei späterer Hüftnekrose vielleicht sogar mit einer Totalendoprothese, die sich nie lockern möge.

Struktur und Definition der unfallchirurgischen Aufgabe im internationalen Vergleich

H. TSCHERNE

Einleitung

„Die Schaffung der Unfallchirurgie ist eine isolierte Lösung in Teilen des deutschen Sprachraumes." Diese These ist in vielen standespolitischen Aufsätzen und Vorträgen, die sich in den siebziger und achtziger Jahren mit Strukturfragen der Chirurgie befassen, zu finden. Meist ist diesem deutsch-österreichischen Modell die auf der ganzen Welt, v. a. im angelsächsischen Raum, übliche Zweiteilung gegenübergestellt, wonach die Chirurgen die Körperhöhlen, die Orthopäden die Extremitätenverletzungen behandeln. Von chirurgischen Kollegen stammt auch die Behauptung, daß der Unfallchirurg eigentlich ein „orthopaedic surgeon" sei und vielleicht besser in der Orthopädie angesiedelt sein sollte.

Die Unfallchirurgie im Ausland

Die Struktur Chirurgie — Unfallchirurgie — Orthopädie in unserem Land ist bekannt. Es ist aber eine Tatsache, daß die Versorgung Unfallverletzter in Deutschland immer Aufgabe der Chirurgie und nie der Orthopädie war. Wenn auch einige wenige Orthopäden frische Verletzungen, besonders Sportverletzungen, behandeln, so ist es doch richtig, daß es der Orthopädie an der zur Versorgung akuter Unfälle erforderlichen Infrastruktur in jeder Hinsicht mangelt. Eine Strukturänderung halte ich in den nächsten Jahren für unwahrscheinlich, wenn auch die Entwicklung in der Schweiz uns Chirurgen eine Mahnung sein sollte. In der Schweiz lag die Akuttraumatologie ausschließlich in den Händen der Chirurgen. Vor allem durch den Einfluß von Maurice Müller und seiner Schule gingen die Orthopäden an die frische Fraktur, an den frischen Unfall. Müller und Weber waren auch Fachärzte für Chirurgie. Sie setzten mächtige Impulse für die operative Orthopädie. Der Begriff der Chirurgie des Bewegungsapparates wurde dort geboren. Eine Tendenz zur Spezialisierung in Unfallchirurgie ließ man innerhalb der Chirurgie gar nicht erst aufkommen, eine Aufteilung chirurgischer Krankenhausabteilungen wurde verhindert. Es entstanden zwar keine chirurgisch geleiteten Unfallabteilungen, wohl aber eine ganze Reihe orthopädischer Kliniken, die sich dann auch sofort der Traumatologie des Bewegungsapparates bemächtigten (Beispiel Liestal). In Österreich ist die Unfallchirurgie dank der Vorarbeiten von Lorenz Böhler als eigenes Fach voll etabliert. Verglichen mit bundesdeutschen Verhältnissen halte ich die Verselbständigung als eigenes Fach und die Desintegration von der Gesamtchirurgie für ungünstig. Die Unfallbehandlung in Österreich erfolgt fast ausschließlich von Fachärzten für Unfallchirurgie. Neben 7 großen Unfallkrankenhäusern und 35 selbständigen Unfallabteilungen bestehen 4 Lehrstühle für Unfallchirurgie.

G. Hierholzer (Hrsg.)
Unfallchirurgie
© Springer-Verlag Berlin Heidelberg 1988

Ähnlich strukturiert wie in Österreich ist die Unfallchirurgie in Ungarn. Auch hier gibt es einen Facharzt für Unfallchirurgie. Zu den bestehenden 2 Lehrstühlen für Unfallchirurgie kommen in den nächsten Jahren 3 weitere, so daß die Unfallchirurgie künftig an jeder Universität vertreten sein wird. Die Organisation der Unfallversorgung ist staatlich gelenkt, Expertenkommissionen prüfen jährlich die Unfallabteilungen. Für bestimmte Verletzungen besteht eine Verlegungspflicht in Zentren, wie z. B. ins Zentralinstitut für Traumatologie in Budapest.

Diese zentrale Lenkung und Aufsicht durch Staat oder Sozial- und Unfallversicherungen gibt es auch in anderen Ländern, wie z. B. in Chile und Mexiko. In einem Unfallkrankenhaus mit 500 Betten der Securo Social in Mexico City ist die Unfallchirurgie überspezialisiert: Es gibt Abteilungen für Thorax-, für Bauchverletzungen, ja sogar für Azetabulumfrakturen und für Wirbelbrüche. Diese Unfallchirurgen haben alle eine allgemeinchirurgische Ausbildung. Sicher liegt heute in den meisten europäischen und außereuropäischen Ländern die Versorgung von Verletzungen des Bewegungsapparates in der Verantwortung des Orthopäden. Wo Orthopäden eine solide Unfallchirurgie betreiben, tun sie dies durchweg aufgrund einer breitbasigen allgemeinchirurgischen Ausbildung. Aber es gibt genügend weitere Ausnahmen: In der DDR, in Jugoslawien, in der CSSR ist die Unfallchirurgie Sache der Chirurgen, wobei es auch hier die Spezialisierung in Unfallchirurgie, in der DDR als Teilgebiet der Chirurgie gibt.

Bei unseren westlichen und nördlichen Nachbarn liegt die Unfallchirurgie nicht nur in den Händen eines „orthopaedic surgeon". In Skandinavien wurden Extremitätenverletzungen v. a. an kleineren Häusern von Allgemeinchirurgen behandelt. Vor einigen Jahren hat der Staat die Traumatologie des Bewegungsapparates vollständig in die Hände der Orthopäden gelegt. In Holland bestehen auch an den Universitäten selbständige Unfallabteilungen, die von Allgemeinchirurgen geleitet werden. Ein Großteil der Verletzungschirurgie wird traditionsgemäß von der Chirurgie wahrgenommen. Allerdings hat die Orthopädie in den letzten Jahren an Boden gewonnen. Geht man in das außereuropäische Ausland, so ist vielfach die Suche nach neuen Organisationsformen in der Unfallversorgung unverkennbar. Wir sehen diesen Trend nicht nur in Nord- und Südamerika, sondern auch in vielen Entwicklungsländern, z. B. in Südostasien. Zunehmende Industrialisierung und steigendes Verkehrsaufkommen haben in vielen Ländern zu einem enormen Zuwachs an Unfallpatienten, besonders Schwerverletzten, geführt. Gerade beim Polytrauma erfordert eine Extremitätenverletzung die endgültige Behandlung schon im Rahmen der Erstversorgung, und es ergibt sich die Notwendigkeit, entsprechende Ärzte zu jeder Tages- und Nachtzeit in Bereitschaft zu halten. Das widerspricht natürlich der Mentalität eines „orthopaedic surgeon", der sein elektives Operationsprogramm fernab von jeder dringlichen Chirurgie abwickeln möchte. Vielfach wird die Frakturversorgung als lästiger Nebenjob empfunden, und viele Chirurgen, auch in den USA, klagen, daß die Fraktur gerade des Mehrfachverletzten beim Orthopäden nicht gut aufgehoben sei.

Marvin Tile in Toronto war da eine Ausnahme. Da seiner Meinung nach mindestens 80% der Traumafolgen in orthopädisches Fachgebiet fallen, müßten auch die Orthopäden die „trauma leader" bei Mehrfachverletzungen sein. Er schickt die Mitarbeiter in die Allgemeinchirurgie, und heute ist das Sunnybrook-Center in Toronto wohl das beste Traumazentrum in Kanada unter orthopädischer Führung auch der Notfallversorgung und der Intensivmedizin.

Daß Unfallchirurgie keine Nebenbeschäftigung sein kann, sondern ein Full-time-Job ist, hat man auch im El Dorado der Medizin, in den Vereinigten Staaten, erkannt. Das American College of Surgeons hat sich 1976 dieses Problems angenommen und ein „trauma comittee" beauftragt, neue Richtlinien für die Versorgung von Unfallpatienten der Vereinigten Staaten auszuarbeiten. Dieses Komitee befolgte und befolgt 3 Ziele:

— Verbesserung der präklinischen Versorgung des Unfallverletzten
— Ausbildung des gesamten an der Unfallversorgung beteiligten Personals
— Aufbau einer Unfallforschung

Um die Situation im eigenen Land mit der anderer Länder zu vergleichen, reisten Mitglieder des Komitees unabhängig voneinander in zahlreiche Länder. In der Präsidentenrede von Donald Trunkey [2], einem der Travellers, publiziert in *Surgery*, ist zu lesen: „West-Germany has by far the most impressive organized trauma care system in the world today." Der schon vorher in verschiedenen Teilen Nordamerikas begonnene Trend zur Einrichtung von Traumazentren, wie z. B. in Baltimore und San Francisco, wurde vom American College of Surgeons institutionalisiert und die Forderung erhoben, Unfallopfer nurmehr in Traumazentren einzuliefern. Entsprechend der Infrastruktur wurden 3 Kategorien von Traumazentren geschaffen.

Unter der Annahme, daß pro Million Einwohner jährlich 1 000 schwere Verletzungen anfallen, sollte ein Level-I-Traumazentrum jährlich mindestens 650, ein Level-II-Zentrum 350 schwere Verletzungen behandeln. Entscheidend ist, daß ein Traumazentrum über ein Traumateam verfügen muß. Gefordert ist ein „traumaleader", ein Allgemeinchirurg, der sich ausschließlich mit Traumatologie befaßt. Der „traumaleader", besonders kompetent in der Behandlung Mehrfachverletzter, wird sowohl für Kategorie-I- als auch für die Kategorie-II-Zentren gefordert.

Vergleicht man den Traumachirurgen in den USA mit dem deutschen Unfallchirurgen, so sieht man, daß auch er Allgemeinchirurg ist, der sich schwerpunktmäßig mit Traumatologie befaßt, wobei diese Schwerpunkte — sicherlich auch bedingt durch die Dominanz der Schuß- und Stichverletzungen — in den Körperhöhlenverletzungen, aber auch in der Intensivmedizin, der Schockbehandlung, der Organisation der Unfallversorgung, dem Aufbau einer Unfallrettung und, was immer wieder hervorgehoben wird, in der Unfallforschung liegt.

In einem Kategorie-III-Zentrum muß rund um die Uhr ein Arzt mit Notfallerfahrung — ein „emergency physician" — zur Verfügung stehen, der die lebensbedrohlichen Traumafolgen dringlich behandeln kann und nach dem ACS-Protokoll arbeitet. Es müssen Transfervereinbarungen mit Level-I- und II-Zentren bestehen. Für ein Traumazentrum erster und zweiter Kategorie wird außerdem ein „senior surgical resident" gefordert, der mindestens 50 Fälle von lebensbedrohlichen Traumen pro Jahr behandeln muß. Die weiteren Erfordernisse hinsichtlich des „surgical team" und der übrigen Infrastruktur sind für die Kategorie I enorm hoch, aber auch für die Kategorie II nicht viel geringer. Der große Unterschied liegt in der Forschung. Für ein Traumazentrum der Kategorie I ist es notwendig, daß Unfallforschung betrieben und wissenschaftlich gearbeitet wird. Lehrtätigkeit auf breiter Basis ist auch für die Kategorie II notwendig. Wie schon erwähnt, ist die Kooperation mit den orthopädischen Chirurgen, die für die Frakturversorgung zuständig sind, sehr unterschiedlich. Es gibt Zentren, wie z. B. in Seattle, Sacramento und Baltimore, wo diese Zusammenarbeit hervorragend läuft, aber auch Zentren, wo das Gegenteil der Fall ist. Die integrierte Primärversorgung auch der Fraktur ist eben mit orthopädischer Mentalität nicht immer vereinbar. Mir sind auch 2 Zentren bekannt, wo der „trauma surgeon" die Frakturen operiert.

Wenn ich abschließend einen Qualitätsvergleich in der Unfallversorgung zwischen den USA und unserem Land versuche, so möchte ich zu 4 Punkten Stellung nehmen: Unfallrettung, Schwerverletztenversorgung, Frakturbehandlung, Sportverletzungen.

Es ist keine Frage, daß unser flächendeckendes Rettungssystem dem amerikanischen weit voraus ist, auch wenn es dort, wie z. B. in Maryland, in regionalen Bereichen ausgezeichnet funktioniert. Unser System wird dort als beispielhaft und erstrebenswert angesehen. Über 120 Hubschrauberstationen sind in den letzten Jahren entstanden. Wir werden aber auch hier einen Vorsprung behalten, da die Amerikaner nicht in der Lage sein werden, den „paramedic" durch einen erfahrenen Notarzt zu ersetzen. Die Polytraumaversorgung ist nur in wenigen Zentren, vorwiegend an den Universitäten, mit deutschem Standard vergleichbar. Schwachpunkt bleibt dabei die nicht immer gute Teamarbeit zwischen Unfallchirurgen und Orthopäden. Die Frakturversorgung setzt häufig mit erheblicher Verzögerung ein, was sich in den Ergebnissen niederschlägt. Hervorzuheben ist aber die ausgezeichnete primäre Schockbehandlung und intensivmedizinische Betreuung, die ausschließlich in den Händen des Unfallchirurgen liegt.

In der Frakturbehandlung haben wir gegenüber den Vereinigten Staaten einen enormen Vorsprung, der zwar in den letzten Jahren geringer geworden, aber, bezogen auf das ganze Land, noch immer beträchtlich ist. Das Interesse an der mitteleuropäischen Unfallchirurgie, v. a. der Frakturversorgung, ist enorm, und Stipendiaten aus den USA finden sich in allen größeren deutschen Unfallzentren, ein Beweis des hohen unfallchirurgischen Standards in unserem Lande. In Hannover haben wir in den letzten 10 Jahren 44 Stipendiaten aus den USA betreut.

Anders ist die Situation in der Sportmedizin. Die Sportmedizin verfügt in den USA über einen hohen Stellenwert und ein hohes Prestige. Die Chirurgie der Sportverletzungen ist hoch spezialisiert, die entscheidenden Impulse kommen von orthopädischen Chirurgen, die sich nurmehr auf ein kleines chirurgisches Gebiet beschränken, von den Schulter-, Ellenbogen-, Knie-, Hand- oder Fußchirurgen. Die deutsche Unfallchirurgie hat von diesen Spezialisten sehr viel profitiert.

Aus der Entwicklung der Unfallchirurgie in den USA kann abgeleitet werden, daß der Unfallchirurgie mächtige Aufgaben gestellt sind, die nicht nebenbei als Teil anderer chirurgischer Verpflichtungen gelöst werden können.

Nicht allein die Behandlung Unfallverletzter kann Aufgabe der Unfallchirurgie sein. Dies ist auch im Traumaprotokoll der ACS ausgewiesen. Genauso wichtige Aufgaben sind Prävention, etwa im Sinne der fruchtbaren Arbeiten der Berufsgenossenschaften, Ausbau der Rettungssysteme — hier müßte sich die Chirurgie mehr engagieren —, Rehabilitation — hier wird in Deutschland Vorbildliches geleistet —, Ausbildung und nicht zuletzt Grundlagenforschung. Nur durch den Ausbau der Unfallforschung können in der Zukunft so brennende Probleme wie Schockfolgen, ARDS und Multiorganversagen gelöst werden. Verglichen mit den Mitteln, die für die Unfallforschung bereitgestellt werden, wird für die Krebsforschung ein Vielfaches ausgegeben, obwohl die volkswirtschaftliche Bedeutung der Unfälle ungleich höher ist. Die Unfallchirurgie der Bundesrepublik Deutschland hat die angeführten Ziele von Anfang an verfolgt, und wir können stolz darauf sein, daß andere Länder unserem Modell nacheifern. Die deutsche Unfallchirurgie hat international ein hohes Ansehen, was ein Zitat aus der Zeitschrift *Surgery* beweist: „German trauma care system clearly is number one in the world today."

Zusammenfassung

Die präklinische und klinische Versorgung Unfallverletzter wird im internationalen Vergleich dargestellt. Es kann aufgezeigt werden, daß das Fach „Chirurgie" in vielen Ländern die Hauptverantwortung in der Unfallbehandlung trägt. Entgegen anderer Meinung trifft dies in europäischen Ländern auch für die Verletzungen des Bewegungsapparates zu.

Das System der „Traumazentren" in den USA mit den Kategorien I bis III wird vorgestellt. Der internationale Vergleich zeigt deutlich, daß die Bundesrepublik Deutschland in der Unfallversorgung weltweit führend ist. Das deutsche System der Unfallversorgung wird international als Vorbild anerkannt.

Literatur

1. Bull Am Coll Surg (1986) Caring for the injured patient. 10: 71
2. Trunkey DD (1982) Presidential address. Surgery 92: 123

Die Bedeutung der Unfallchirurgie aus der Sicht der Gutachterkommission der Ärztekammer Nordrhein

G. CARSTENSEN

Einleitung

In den ersten 10 Jahren ihres Bestehens hat die Gutachterkommission für ärztliche Behandlungsfehler bei der Ärztekammer Nordrhein 668 vorwerfbare Behandlungsfehler anerkannt. Bei 40 Verfahren waren 2 Gebiete der Medizin betroffen, einmal sogar 3 Gebiete, so daß sich insgesamt 709 Behandlungsfehler ergeben (Tabelle 1). Von diesen 709 Fehlern entfallen 286 (= 40,3%) auf die Chirurgie, die damit an der Spitze steht. Es folgen die Frauenheilkunde mit 103, die Orthopädie mit 78, die innere Medizin mit 59 sowie die Allgemeinmedizin mit 40 Fehlern (Tabelle 2). Für 67,7% aller Fehler zeichnen Krankenhausärzte, für 32,3% niedergelassene Ärzte verantwortlich; das Verhältnis beträgt also 2 : 1 [1, 2].

Diese Zahlen könnten den Eindruck erwecken, die Chirurgie sei das fehler- und gefahrenträchtigste Gebiet der Medizin. Eine Betrachtung und Wertung der aufgeführten Zahlen ohne Einbeziehung des jeweiligen Gebietsumfanges, in dem sie entstanden sind, gelangt jedoch zu unzutreffenden Schlußfolgerungen. Insofern ist das Gebiet Chirurgie zu entlasten. Wenn Ausmaß und Tätigkeit der Chirurgie, worunter nicht zuletzt therapeutische Entscheidungen zu verstehen sind, in ein vergleichbares Verhältnis zu anderen Gebieten der Medizin gerückt werden, nimmt die Chirurgie keineswegs mehr eine überragende Position ein, sie ordnet sich vielmehr den anderen Disziplinen ein. Es liegt in der Natur des Faches, daß in der Chirurgie Behandlungsfehler rascher erkennbar werden − und zwar auch für den Laien −, als es in anderen Gebieten der Medizin möglich ist.

Tabelle 1. Der Gutachterkommission Nordrhein vom 1. 12. 75–30. 11. 85 vorgelegte Verfahren

Eingänge	5330	
Unzuständigkeiten	1567	
Antragsrücknahme	236	
Bescheide	3022	
Behandlungsfehler	668	
2 Gebiete betroffen	40	
3 Gebiete betroffen	1	
Krankenhausärzte	480	67,7%
Niedergelassene Ärzte	229	32,3%
	709	100,0%

G. Hierholzer (Hrsg.)
Unfallchirurgie
© Springer-Verlag Berlin Heidelberg 1988

Tabelle 2. Von der Gutachterkommission Nordrhein anerkannte Behandlungsfehler

Fachgebiet	Anzahl	[%]	Kranken-hausärzte	Niedergelassene Ärzte
1. Chirurgie	286	40,3	229	57
2. Frauenheilkunde	103	14,5	83	20
3. Orthopädie	78	11,0	42	36
4. Innere Medizin	59	8,3	30	29
5. Allgemeinmedizin	40	5,6	–	40
6. Radiologie	31	4,4	13	18
7. HNO	25	3,5	21	4
8. Anästhesie	21	2,9	21	–
9. Urologie	19	2,7	12	7
10. Neurochirurgie	11	1,6	11	–
11. Kinderheilkunde	8	1,1	1	7
12a. Dermatologie	6	0,8	3	3
12b. Augenheilkunde	6	0,8	3	3
14. Neurologie	5	0,7	3	2
15. Kieferchirurgie	4	0,6	3	1
16. Pathologie	3	0,4	2	1
17. Nuklearmedizin	2	0,3	2	–
18a. Psychiatrie	1	0,1	–	1
18b. Strahlenheilkunde	1	0,1	1	–

Tabelle 3. Entschiedene Anträge (1.12.1975–31.10.1985)

Fachgebiet	Anträge eingegangen	Davon Behandlungsfehler	[%]
Chirurgie	1355	283	20,89
Orthopädie	400	98	24,50
Frauenheilkunde	306	76	24,84
Innere Medizin	211	49	23,22
HNO	169	11	6,51
Allgemeinmedizin	151	38	25,17
Urologie	128	11	8,59
Krankenhausärzte	2158	445	20,62
Niedergelassene Ärzte	857	224	26,13

Die Durchsicht, wieviele Anträge, die in den einzelnen Gebieten gestellt werden, mit einem vorwerfbaren Behandlungsfehler beschieden worden sind, führt zu einem für die Chirurgie günstigen Resultat. In der relativen Anerkennung von Behandlungsfehlern steht die Allgemeinmedizin an der Spitze, und vor der Chirurgie rangieren noch die Frauenheilkunde, die Orthopädie und die Innere Medizin. Ähnlich verhält sich die Fehleraufteilung von 26,13% der niedergelassenen Ärzte gegenüber 20,62% für Krankenhausärzte (Tabelle 3).

Die 286 Behandlungsfehler des Gebietes Chirurgie – 229 von Krankenhauschirurgen und 57 von niedergelassenen Chirurgen zu vertreten – sind nach den Bereichen des

Faches aufgegliedert worden, in denen sie entstanden sind (Tabelle 4). Aus Gründen der Vereinfachung sind dabei die Teilgebiete der Chirurgie angegeben, woraus allerdings für die Unfall- und Gefäßchirurgie [1, 2] keineswegs zu entnehmen ist, daß die Fehler in erster Linie von Chirurgen dieser beiden Teilgebiete herrühren.

Es verwundert nicht, daß die Unfallchirurgie innerhalb dieser chirurgischen Bilanz den ersten Rang einnimmt, denn sie ist die transparenteste Chirurgie. Zugleich wird hiermit unterstrichen, welchen Umfang die traumatologische Chirurgie innerhalb des Faches stets eingenommen hat. Die 150 chirurgischen Behandlungsfehler weisen folgende Herkunft auf: 1 Behandlungsfehler stammt aus einer orthopädischen Abteilung, 17 aus einer unfallchirurgischen Abteilung oder Klinik, 38 von niedergelassenen Chirurgen oder Unfallchirurgen und 94 aus einer chirurgischen Abteilung oder Klinik. Die Differenz, die zwischen einer chirurgischen und einer unfallchirurgischen Klinik besteht, ist eindeutig und gibt zu weiteren Überlegungen Anlaß (Tabelle 5). Einige der gefäßchirurgischen Fehler sind durch unzureichende unfallchirurgische Behandlung verursacht worden. Das Grundleiden spielt in der Unfallchirurgie eine andere Rolle als etwa in der vaskulären oder onkologischen Chirurgie. Es ist in der Regel beherrschbar und neigt nicht zum eigengesetzlichen Fortschreiten. Insofern verfügt die Unfallchirurgie über günstigere Voraussetzungen, und ihre Ergebnisse sind auch eher vergleichbar als in anderen Spezialbereichen der Chirurgie, in denen die Grundkrankheit nicht kausal behoben werden kann.

Unter Chirurgen über Fehler zu sprechen, ist ein normaler Vorgang und Teil der Qualitätssicherung. Niemand von uns ist fehlerfrei, über diese erstrebenswerte Eigenschaft verfügen offenbar nur Vertreter von Medien. „Eines andern Fehler ist ein guter Lehrer", hat Christoph Lehmann bereits 1662 in seinem politischen Blumengarten bemerkt, und von Winston Churchill stammt die praktische Moral: „Es ist von großem Vorteil, die Fehler, aus denen man lernen kann, recht frühzeitig zu machen."

Tabelle 4. Chirurgische Behandlungsfehler

	Krankenhausärzte	Niedergelassene Ärzte
Chirurgie	101	17
Unfallchirurgie	112	38
Gefäßchirurgie	13	2
Herzchirurgie	2	–
Plastische Chirurgie	1	–
Kinderchirurgie	–	–
Summe	229	57

Tabelle 5. Unfallchirurgische Behandlungsfehler

Orthopädische Abteilung	1
Unfallchirurgische Abteilung/Klinik	17
Niedergelassener Chirurg/Unfallchirurg	38
Chirurgische Abteilung/Klinik	94
Summe	150

Tabelle 6. Behandlungsfehler (Knochen)

Oberarm	5
Unterarm	7
Oberschenkel	11
Unterschenkel	15
Summe	38

Tabelle 7. Behandlungsfehler (Gelenke)

Schulter	7
Ellenbogen	9
Hand	18
Hüfte	11
Knie	12
Fuß	9
Summe	66

Von den insgesamt 150 unfallchirurgischen Behandlungsfehlern beziehen sich 38 auf Knochen und 66 auf Gelenke; auf diese beiden Abschnitte erstrecken sich also 104 oder 2/3 der Fehler (Tabellen 6 und 7). Am häufigsten betroffen sind das Handgelenk, wobei es sich überwiegend um Fehler in Zusammenhang mit Radiusfrakturen handelt, und der Unterschenkel. Sicher ist hierbei auch die Frequenz des üblichen Vorkommens dieser Verletzungen von maßgebender Bedeutung. Es ist festzustellen, daß unfallchirurgische Maßnahmen an Gelenken wesentlich häufiger fehlerträchtig waren als an Knochen. Im übrigen fällt bei der Auswertung auf, daß sich unter den Fehlern nicht eine einzige Kopfverletzung befindet.

Es liegt nahe, die 150 Behandlungsfehler danach zu differenzieren, ob eine konservative oder operative Behandlung vorgenommen worden war (Tabellen 8 und 9). Hierbei stellt sich ein wohl überraschendes Ergebnis heraus: Die konservative Therapie verfügt über einen größeren Fehleranteil als das operative Vorgehen, ist also risikoreicher; 84 : 66 Fehler lautet die Bilanz. Unter der fehlerhaften konservativen Ausführung sind unterschiedliche Sachverhalte zusammengefaßt; einige Stichworte sind: unzureichende oder zu spät vorgenommene Frakturrepositionen, auch bei Gelenkbrüchen, speziell des Ellenbogen- und Handgelenkes, zumal bei Berufsbetroffenheit wie bei einer Klavierlehrerin; mangelhafte Retention bei Brüchen von Röhrenknochen; Übersehen von Fehlstellungen nach Repositionen und daher unterlassene Korrektur mit erheblicher Fragmentabweichung; ungenügende Versorgung von Trümmerfrakturen oder großen ausgesprengten Biegungskeilen; zu kurzfristige Ruhigstellung; zu lange belassene Gips- oder Desault-Verbände; unterlassene Gelenkmobilisationen; zu frühe Belastung von Ober- oder Unterschenkelbrüchen, insbesondere eines dislozierten Fersenbeinbruchs ohne Reposition nach 15 Tagen; Nichterkennung oder Fehleinschätzung von Infekten oder Durchblutungsstörungen; übersehene Fremdkörper; konservative Behandlung infizierter Stichverletzungen mit dem Ergebnis von Gliedmaßenverlusten; keine Thromboseprophylaxe und Nichtwahrnehmung von Venenthrombosen.

Tabelle 8. Fehler der konservativen Behandlung

Fehlerhafte Ausführung	32
Gipskontrolle mangelhaft	11
Fraktur übersehen	17
Luxation übersehen	7
Sehnenverletzung übersehen	5
Nervenverletzung übersehen	3
malignen Tumor übersehen	3
Osteosynthese unterlassen	6
Summe	84

Tabelle 9. Fehler der operativen Behandlung

Fehlerhafte Ausführung	46
Meniskusoperationsfehler	6
A.-poplitea-Läsion	5
Nervenläsion Hüfte	4
Osteosynthese unnötig	5
Summe	66

Sicher vermeidbar sind mangelhafte Gipskontrollen. Die hierbei anerkannten Fehler beziehen sich auf verspätete erste Röntgenkontrolle der primären Reposition, in einem Beispiel nach 4 Wochen; nichtdiagnostizierte Drehfehler oder Spitzfußstellungen; Hautnekrosen; Volkmann-Kontrakturen; Lähmungen des N. peronaeus oder N. ulnaris; Sudeck-Syndrom. Natürlich beruht ein Teil der unzureichenden konservativen Behandlung auf übersehenen Frakturen, Luxationen oder Weichteilschäden. Hierbei erweisen sich Gefäße und Nerven als sehr empfindlich. Die unerkannt gebliebenen Ewing-Sarkome von Jugendlichen im Alter von 7, 12 und 15 Jahren stellten sich als besonders verhängnisvoll heraus, fälschlicherweise war jeweils eine Fraktur angenommen worden. Erschwerend fällt für diese Fehldiagnosen ins Gewicht, daß schon Metastasen vorhanden waren und auch verspätet erfolgende Amputationen das Leben nicht mehr erhalten konnten. Es verdient gebührend hervorgehoben zu werden, daß bei 6 Vorgängen eine unterlassene Osteosynthese als Fehler gerügt wurde. Eine chirurgische Behandlung, die den betreffenden Patienten vorenthalten wurde, hätte mit hoher Wahrscheinlichkeit ein ungleich günstigeres Ergebnis erzielen können.

Die operative Behandlung wurde in 46 Fällen als fehlerhaft beurteilt. Hierfür einige Beispiele: Osteosynthesen mit längst überholter Technik oder ohne Röntgenbildkontrolle; unzureichende Stabilisierung der Fraktur durch zu kurze Platten, zu dünne, aber auch zu dicke Nägel, die die Fraktur weiter aufsprengten; unvollkommene Rekonstruktionen bei Gelenkzerstörungen; nichtversorgte Rotationsfehlstellungen oder Gliedmaßenverkürzungen; Schenkelhalsnägel ohne Fixierung und Nichtbeachtung der Nagelauswanderung; Erkenntnis unter der Operation, Kortikalisschrauben wegen fehlendem Instrumentarium nicht entfernen zu können; zu lang belassene Blutsperren; primäre Osteosynthesen oder Hautplastik bei verschmutzten Wunden; unzureichende Wundrevisionen mit belassenen Fremdkörpern, etwa Holzsplittern, und anschließender Gelenkzerstörung; zu spät oder im infizierten Gebiet erfolgende Sehnennähte; unterlassene Röntgenkontrollen nach Osteosynthesen; zu frühe Metallentfernung und nicht vollständige Metall- sowie Zemententfernung nach Auftreten von Infekten; übersehene Pseudarthrosen; zu späte Diagnose von Osteomyelitiden; unterlassene Thromboseprophylaxe; unbemerkt gebliebene Durchtrennung des N. medianus und des N. ulnaris bei Korrektur 19 Jahre nach einer Schnittverletzung des Handgelenks.

Meniskusoperationen nach vorausgegangenen Traumen wurden 6mal fehlerhaft durchgeführt: Exstirpation beider Menisken in einer Sitzung ohne Histologie, unvollständige Meniskusentfernungen, Meniskusexstirpation ohne Indikation, zu enger Kompressionsverband oder Gipstutor mit folgender Peronaeusparese. Im Zuge einer unzureichenden konservativen oder chirurgischen Therapie ereignete sich 19mal eine Nerven- und 9mal eine Arterienläsion. Besonders folgenschwer erwiesen sich unter der Operation nicht bemerkte Verletzungen der A. poplitea und zwar bei Meniskusentfernungen, Tibiakopfbrüchen, Überdehnung nach Kniegelenkversteifung, übersehenen Arteriendissektionen. Stets war ein Verlust der Extremität zu beklagen. Bei Hüftgelenkoperationen zur Korrektur von Schenkelhalsbrüchen ergab sich 4mal eine bleibende Lähmung des N. ischiadicus. Ohne Indikation wurde eine Osteosynthese 5mal vorgenommen. Darunter befand sich ein 14 Jahre alter Patient mit einer nicht notwendigen Ulnaverplattung, wobei nicht beachtet wurde, daß der Patient Bluter war. Bei einem komplizierten Radiusbruch wurde ohne Indikation eine Neurolyse vorgenommen, dabei der N. ulnaris exstirpiert. Zu spät vorgenommene Operationen bei Fingerbrüchen und schweren Infekten führten zu Amputationen.

Zusammenfassung

Die Aufzählung dieser Beispiele von Schicksal und Schuld soll uns keinesfalls dazu veranlassen, uns besserwissend wie Sixtus Beckmesser zu verhalten. Sie sollen uns vielmehr davor bewahren, gleiche Fehler selbst zu begehen. Allein hierin kann der Sinn liegen, diese Zusammenstellung zu unterbreiten. Eine Lehre läßt sich wohl ableiten:

Der Chirurg, der die Versorgung einer Verletzung vornimmt, sollte sich stets die Frage vorlegen, ob er selbst und sein Krankenhaus hierfür genügend ausgerüstet sind oder ob es für den verletzten Menschen nicht besser ist, ihn dorthin weiterzuleiten, wo eine qualitativ einwandfreie Versorgung gewährleistet ist. Es ist als wahrscheinlich anzunehmen, daß diese Frage in der Zukunft eine zunehmend gewichtigere Rolle spielen wird, wobei das Übernahmeverschulden im Mittelpunkt steht. Die ständige Perfektionierung der Spezialisierung in den Teilgebieten der Chirurgie ist in Kenntnis der sich hieraus ergebenden therapeutischen Fähigkeiten zutreffend einzuordnen. Dies setzt einen entsprechenden Wissensstand voraus. Ein Arzt braucht nicht alles zu wissen; aber er muß wissen, was er nicht weiß, und eine Ahnung davon haben, was der Spezialist weiß.

Literatur

1. Carstensen G (1986) Vorwerfbare Behandlungsfehler. 10-Jahres-Bilanz der Gutachterkommission Nordrhein. Chirurg 57: 288–290
2. Carstensen G (1986) Aktuelle juristische Probleme im Rahmen der Gefäßchirurgie. Aktuel Chir 21: 43–45

Unfallchirurgie aus ökonomischer Sicht

H. J. OESTERN

Einleitung

Nur eine Spezialisierung kann Maßstäbe setzen, optimale Ergebnisse und einen internationalen Standard gewährleisten. Eine Tatsache, die inzwischen – v. a. in den USA – zu den entsprechenden Traumazentren geführt hat. Gerade in Nordamerika hat die deutsche unfallchirurgische Organisationsstruktur Vorbildcharakter.

Problematik und Fragestellung

Unter Beachtung der ökonomischen Gesichtspunkte der Unfallchirurgie müssen wir nach den gesamtwirtschaftlichen Aspekten fragen, nach der Entwicklung der Renten, der Minderung der Erwerbsfähigkeit, der Arbeitsunfähigkeitsdauer und den verlorenen Lebensjahren. Schließlich müssen wir auch die gesamtwirtschaftlichen Aspekte berücksichtigen. Das Gesundheitswesen steht nicht nur in der Bundesrepublik Deutschland, sondern weltweit vor der schwierigen Aufgabe, die Finanzierbarkeit der Krankenversorgung, auch bei einer insgesamt langsamer wachsenden wirtschaftlichen Entwicklung, zu gewährleisten. Die Kernfrage lautet: Verursacht eine Qualitätsverbesserung höhere Kosten?

Kostenentwicklung

Die Ausgaben für das Gesundheitswesen erhöhten sich in den letzten Jahren von 69,9 Mrd. DM im Jahr 1970 auf 207,9 Mrd. DM im Jahr 1982 und 230 Mrd. DM im Jahr 1986. Sie betrugen somit 3 730,00 DM pro Kopf der Bevölkerung.

Der größte Teil der Bevölkerung, nämlich 90%, gehört einer gesetzlichen Krankenversicherung an. Die Leistungsausgaben der gesetzlichen Krankenversicherungen betrugen 1986 120 Mrd. DM und lagen damit um 1 339,2% über den Ausgaben von 1960 mit 8,965 Mrd. DM. – Demgegenüber stieg die Lohnsumme von 124,54 Mrd. DM auf 697 Mrd. DM, das entspricht einer Änderung von 559,6% [4].

Arbeitsunfälle

Die Berufsgenossenschaften hatten 1976 19,2 Mill. und 1986 23,2 Mill. Mitglieder. Die Zahl der meldepflichtigen Arbeits- und Wegeunfälle betrug 1 279 223 im Jahr 1984 und 1 347 165 im Zeitraum 1986 [4].

G. Hierholzer (Hrsg.)
Unfallchirurgie
© Springer-Verlag Berlin Heidelberg 1988

Renten

Die Rentenzahlungen betrugen 1976 3,89 Mrd. DM und 1986 5,70 Mrd. DM. Betrachtet man nur diese Zahlen, so muß ein drastischer Anstieg der Rentenzahlungen festgestellt werden. Sieht man jedoch die Rentenanpassung von 60,6% in dieser Zeit, so ergibt sich für die Rentenzahlungen 1976 eine errechnete Summe von 6,449 Mrd. DM. Unter Berücksichtigung der veränderten Mitgliederzahl folgert daraus, daß sich die Rentenzahlungen von 318,50 DM pro Kopf auf 277 DM im Jahr 1986 gesenkt haben.

Insgesamt betrug 1986 der Rentenbestand bei den Berufsgenossenschaften 703 227 Personen. Die mittlere MdE bei schweren Arbeitsunfällen belief sich 1986 auf 22%, während sie 1959 bei 32,9% und 1979 bei 29,6% lag [1].

Verlust der Arbeitsstunden

1985 wurden 1,5 Mill. Arbeitsunfälle gemeldet, mit einem Ausfall von 109 741 000 Stunden. Den Hauptanteil der Verletzten stellen jüngere Arbeitnehmer.

69% der Verletzten sind unter 30 Jahre. Die Gesamtkosten betragen 2 Mrd. DM bei einem durchschnittlichen Stundenlohn von 18,22 DM. Die Kosten für Produktionsausfälle und Lohnfortzahlungen beliefen sich auf 863,00 DM pro Tag und Arbeitsunfall [3].

Auch nach den Statistiken der größten gesetzlichen Krankenversicherung, der AOK, steht die Arbeitsunfähigkeit durch Verletzungen an zweiter Stelle hinter den Skelett-, Muskel- und Bindegewebserkrankungen. Besonders groß war der volkswirtschaftliche Schaden durch Kfz-Unfälle: 37 Mrd. DM mußten von den Versicherungen aufgebracht werden, davon 53% für Personenschäden und 47% für Sachschäden [7].

Verlorene Lebensjahre

Eine weitere wichtige Aufgabe ist die Analyse der Letalität für die einzelnen Krankheiten. Die gesundheitspolitisch am meisten beachteten Problemkreise stellen neben Aids die Herz-Kreislauf-Erkrankungen und Krebs dar. Mit 51% steht der Tod durch Herz-Kreislauf-Erkrankungen an erster Stelle der Todesursachen, während das durchschnittliche Todesalter bei 79 Jahren liegt. Das mittlere Sterbealter insgesamt beträgt für Männer 69,8 und für Frauen 76,3 Jahre. Es zeigt sich, daß das mittlere Sterbealter beim Krebs 68,6, bei der Leberzirrhose 78,7, beim Diabetes 72,3 und Unfällen 34,4 numerische Jahre ausmacht [2, 5, 6].

Rechnet man nun aus diesen Zahlen die verlorenen Lebensjahre, so zeigt sich, daß die Unfälle eindeutig an der Spitze stehen, gefolgt von Krebs- und Herz-Kreislauf-Erkrankungen.

Erstaunlicherweise ist das Bild in den USA fast identisch, nur auf einem etwas höheren Niveau. Wenn wir die verlorenen Lebensjahre nun quantitativ erfassen, so zeigt sich, daß 1,3 Mill. Lebensjahre durch Unfälle verloren sind, 588 000 Jahre durch Krebs und 543 000 Jahre durch Herz-Kreislauf-Erkrankungen.

Zusammenfassung

Die Unfallchirurgie stellt unter Würdigung der angeführten Zahlen die ökonomisch wichtigste Disziplin dar. Betrachten wir die Unfallchirurgie unter dem Gesichtspunkt der heutigen Kostenexplosion im Gesundheitswesen, so sind in diesem Arbeitsbereich Einsparungen möglich und zwar durch Qualitätsverbesserungen. Das bedeutet Einsparungen an Renten, geringere Behandlungszeiten und kürzere Arbeitsunfähigkeit.

Insgesamt verhalten sich die Lebensqualität des Verletzten und die Gesamtkosten wie eine Waage. Mit der erhöhten Lebensqualität, d. h. mit der Restitutio ad integrum, vermindern sich die Gesamtkosten, während bei geringerer Lebensqualität und höheren Rentenzahlungen die Gesamtkosten in die Höhe getrieben werden.

Literatur

1. Arbeitsunfallstatistik für die Praxis (1987) Hauptverband der gewerblichen Berufsgenossenschaften e. V.
2. Arbeits- und Wegeunfälle in der medizinischen Rehabilitation (1985) Statistik über verletzte Körperteile, Verletzungsarten und Verletzungsfolgen. Schriftenreihe des Hauptverbandes der gewerblichen Berufsgenossenschaften e. V.
3. Bundesanstalt für Arbeitsschutz (1987) So teuer ist ein Unfalltag
4. Die gesetzliche Unfallversicherung in der Bundesrepublik Deutschland (1986) Statistischer und finanzieller Bericht. Bundesminister für Arbeit u. Sozialordnung, Bonn
5. Gesundheitswesen (1986) Todesursachen. Statistisches Bundesamt Wiesbaden (Hrsg) Kohlhammer, Stuttgart Mainz
6. Reha 85 (1985) Rehabilitation und Rehabilitationsstatistik in der gesetzlichen Unfallversicherung. Hauptverband der gewerblichen Berufsgenossenschaften e. V.
7. Unfallverhütungsbericht Straßenverkehr (1985) Übersicht Rettungswesen. Deutscher Bundestag, Drucksache 10/5030

Teil III
Zukünftige Entwicklung und Zukunftsfragen

Weitere Entwicklung der Chirurgie aus unfallchirurgischer Sicht — eine Perspektive

G. MUHR

Einleitung

Seit Gründung der Deutschen Gesellschaft für Chirurgie wurde immer wieder die weitere Entwicklung des Faches diskutiert, wie auch derzeit mit polarisierter Meinung. Von jeher war eine der Hauptursachen dafür die Unfallchirurgie. Wie kam es dazu?

Durch systematische Einführung von Asepsis und Anästhesie wurden neue, faszinierende Möglichkeiten der Körperhöhlenchirurgie eröffnet. Da junge, ehrgeizige Chirurgen in dieses Neuland drängten, ist verständlich, daß ein enormer Nachholbedarf vorlag. Gleichzeitig wurde die Unfallchirurgie, vor 100 Jahren im Mittelpunkt stehend, wegen scheinbar mangelnder Entwicklungsmöglichkeiten ganz in den Hintergrund gedrängt, ein Trend, der sich bis in die jüngste Zeit fortsetzt. An vielen Krankenhäusern mußte die Unfallbehandlung vom jüngsten Assistenzarzt oder von jenem Oberarzt betrieben werden, der für die „höherwertige Bauchchirurgie" zu ungeschickt war. 1981 zeigte eine Untersuchung der Schlichtungsstelle der 5 norddeutschen Ärztekammern, daß mehr als die Hälfte aller chirurgischen Behandlungsfehler den Bewegungsapparat betrafen [1]. Gleichzeitig muß angemerkt werden, daß Nordwestdeutschland mit damals 27 Unfallabteilungen sehr gut bestückt war, dennoch wurden nur etwa 20% aller Unfallopfer dort behandelt.

Obwohl Böhler nachweisen konnte, daß durch Organisation und Lehre eine wesentliche Verbesserung der Behandlungsergebnisse erreichbar war, akzeptierte dies die Wiener Fakultät nicht, verweigerte ihm die Aufnahme und verhinderte unfallchirurgische Abteilungen in den Krankenhäusern (zit. nach [3]). Böhler, der später wegen der Verselbständigung kritisiert wurde, betonte, seiner Meinung nach seien die meisten Unfallkrankenhäuser nur deswegen gebaut worden, weil die anderen Spitäler es nicht zuließen, daß selbständige Unfallabteilungen eingerichtet wurden. Dieses Problem stellt sich heute nicht mehr, da durch Standardisierung und Perfektionierung ein weltweit vorbildliches Therapiesystem geschaffen wurde. Die Schwierigkeiten sind in der unterschiedlichen Auffassung der Kompetenzen begründet!

Die Chirurgie und ihre Teilgebiete

Kürzlich hat Siewert ein Plädoyer für die „chirurgische Kernklinik" gehalten [4]. Seiner Meinung nach sei dies die Allgemeinchirurgie. Allgemeinchirurgie ist aber kein Organisationsprinzip, sie ist auch keine Therapieform oder eine bestimmte Richtung innerhalb der Chirurgie. Allgemeine Chirurgie ist die pathophysiologische Basis, auf der sich die spezielle Chirurgie aufbaut, wie dies in allen Lehrbüchern nachzulesen ist. Dies

G. Hierholzer (Hrsg.)
Unfallchirurgie
© Springer-Verlag Berlin Heidelberg 1988

sind die Untersuchungsprinzipien und die chirurgische Technik, Schmerzbehandlung, Wundlehre, Asepsis und Infektionslehre, Schock- und Erstversorgung, Pathophysiologie, Intensivbehandlung, Thrombose-Embolie-Behandlung und Onkologie. Wer sich daher als Allgemeinchirurg bezeichnet, müßte von vornherein auf den Großteil der heutigen technischen Möglichkeiten verzichten.

Gleichzeitig wird mit der Bezeichnung Allgemeinchirurgie ein universeller Anspruch erhoben, der nicht begründbar ist, da die allgemeine Chirurgie der viszeralen Chirurgie gleichgesetzt wird. Viszerale Chirurgie aber ist ein praktisch der Unfallchirurgie gleichwertiger Schwerpunkt, allgemeine Chirurgie übt dagegen jeder chirurgisch Tätige aus, der Unfallchirurg oft im wesentlich stärkeren Maße als andere.

In der Hitze der standespolitischen Diskussionen gingen der Chirurgie aber wesentliche Neuentwicklungen verloren. Eher mühsam müssen heute die Mammachirurgie und Intensivmedizin, die Endoskopie und Ultraschalldiagnostik, ja sogar die Notfallbehandlung vor weiterem Abgleiten in andere Fächer bewahrt und teilweise sogar zurückgeholt werden. Kaum ein Wort wird darüber verloren, daß die Herzchirurgie durch Superselektion und ausschließlich isolierte Organbezogenheit sich aus der Chirurgie fast so weit entfernt hat wie die Neurochirurgie. Möglicherweise wird irgendwann die Herzchirurgie ein eigenes Fach mit eigener Weiterbildung werden. Dies wird dann allgemein akzeptiert werden, möglicherweise auch deswegen, da die ökonomische Bedeutung dieses Faches für die breite Masse der Chirurgen uninteressant ist.

Warum also die ständige Diskussion über die Unfallchirurgie? Immerhin sind etwa 40% der chirurgischen Patienten Unfallopfer, die Abtrennung dieser Gruppe führt zur Bettenreduzierung mit einem ökonomischen und Prestigeverlust. Die zahlreichen neu eingerichteten unfallchirurgischen Abteilungen wurden nicht nur aus Zweckmäßigkeit oder Einsicht, sondern durch wirtschaftlichen Druck der Krankenhausträger errichtet. Leere Betten sind letztendlich wesentlich teurer als ein unfallchirurgischer Chefarzt. Akzeptiert man eine Aufgaben- und Kompetenzverteilung auf der Basis von Unfallchirurgie und viszeraler Chirurgie, wird es keine Schwierigkeiten geben. Auch lassen die Zahlen der Schlichtungsstellen keinen Schluß darauf zu, daß die Versorgung der Körperhöhlen- oder Gefäßverletzungen durch Unfallchirurgen schlechter ist.

Diese Denkstruktur könnte sich auf eine zukünftige Entwicklung wie folgt auswirken:

1. Die allgemeine Chirurgie ist der Grundstock für eine Schwerpunktbildung, es gibt kein Gebiet der Chirurgie ohne Allgemeinchirurgie.
2. Viszerale Chirurgie ist keine allgemeine Chirurgie, sondern ein Schwerpunkt, ebenso groß wie die Unfallchirurgie.
3. Neben den beiden Schwerpunkten Viszeral- und Unfallchirurgie, die zusammen mehr als 85% des chirurgischen Krankengutes abdecken, gibt es weitere Teilgebiete.
4. Die Herzchirurgie ist derart selektiv, daß die Integration in Klinik, Forschung und Lehre in der Chirurgie kaum durchführbar ist.

Als erste Konsequenz daraus ist eine Änderung der Weiterbildungsordnung angebracht, ein Verfahren, das durch Diskussion in den vielen dafür zuständigen Gremien ohnedies in Gefahr gerät, ständig den Bedürfnissen hinterherzuhinken. Ein weiteres Problem besteht darin, daß sich die Fachgesellschaften als wissenschaftliche Vereine verstehen, ihre Meinung zwar artikulieren, diese jedoch nicht in die entsprechenden Gremien einbringen.

Folgende Änderungen wären denkbar:

1. Entsprechend der heutigen Weiterbildung in Chirurgie ist eine 5jährige Grundausbildung vorstellbar, danach sollten Schwerpunkte gesetzt werden in Viszeral- und Unfallchirurgie, Gefäß- und plastischer Chirurgie etc.
2. In der Regel wird ein Chirurg nach frühestens 10 Jahren, meist später, mit einer leitenden Stellung betraut. Die Vorbereitung dafür könnte ebenfalls in der Weiterbildungsordnung Niederschlag finden; zudem wäre zu überlegen, ob, wie derzeit in der Schweiz, nicht auch eine gewisse, wenn auch kurze Zeit der Weiterbildung in einem kleineren Krankenhaus zu fordern ist. Dadurch könnte die Diskrepanz einer selektiven Chirurgieausbildung an der Universität und der Bedarfsanspruch des Kreiskrankenhauses vermieden werden.
3. Für Chirurgieausbildung ohne weitere Tätigkeit (öffentlicher Dienst, evtl. Niederlassung etc.) könnte die Anforderung der chirurgischen Grundausbildung (5 Jahre) genügen.
4. Entsprechend der veränderten Therapiebedürfnisse ist eine Korrektur des Operationskataloges anzustreben. Nicht große Zahlen, sondern richtige Technik sind ausschlaggebend. Facharztprüfungen sollten mehr Prüfungscharakter haben und keine Fachgespräche sein.
5. Wesentliche Bestandteile der Chirurgie, wie Intensivmedizin und Sonographie, die Behandlung kindlicher Unfälle etc. müssen in der Weiterbildungsverordnung verankert werden.

Diskutiert man über Perspektiven, muß auch der Bedarf an Chirurgen angesprochen werden. Während in Nachbarländern, wie z.B. in Holland, die Zahlen festgelegt und danach die Ausbildungsplätze verteilt werden, in Österreich die Zahl der Ausbildungsplätze begrenzt ist, wird in der Bundesrepublik Deutschland marktwirtschaftlichen Prinzipien, also dem Wechselspiel zwischen Angebot und Nachfrage, der Vorrang gegeben.

Wie ist denn der Bedarf an Chirurgen künftig abzuschätzen? Deutlich zeigt sich, daß viele klassisch-chirurgische Behandlungsmethoden und -techniken eine rückläufige Tendenz zeigen, bedingt durch endoskopische Operationsmethoden und medikamentöse oder apparative Neuentwicklungen, die bisher chirurgische Krankheitsbilder selten werden lassen oder eine unblutige Behandlung ermöglichen. Zudem ist eine Abnahme der Bevölkerungszahl vorauszusehen mit gleichzeitiger Verschiebung der Altersstruktur, auch verändert sich das Gesundheitsbewußtsein zunehmend. Dies bedeutet, daß beispielsweise die Tumorchirurgie im Kolon- und Rektumbereich, die Lungenchirurgie und auch die Gefäßchirurgie eher eine Zunahme erfahren werden, während in klassischen Bereichen, wie der Magenchirurgie oder der Gallenchirurgie, eine weitere Abnahme einzutreten scheint. Schon derzeit sind viele Chirurgiestationen nicht voll ausgelastet, da das operative Spektrum zu sehr auf die klassische Chirurgie ausgerichtet ist und auf diesem Gebiet ein Überangebot herrscht. Es wird also ein Schrumpfen mit verändertem Spektrum und Schwerpunktbildung in Zukunft zu empfehlen sein.

Trotz leichten Rückganges der Unfallzahlen wird sich bis zum Ende dieses Jahrtausends an den Bedürfnissen der Unfallchirurgie nicht viel ändern, da einerseits ein Nachholbedarf besteht und zum anderen durch die Möglichkeiten der wiederherstellenden und der Mikrochirurgie neue Bedürfnisse entstanden sind. All diese Perspektiven sollten in die Weiterbildungsordnung einfließen. Die zukünftige Organisation einer chirurgischen Klinik könnte aus 2 Schwerpunkten, nämlich der viszeralen Chirurgie und der Unfallchirurgie, bestehen. Weitere Teilgebiete sollten vorhanden sein, wie Gefäßchirurgie, wenn diese nicht in die Viszeralchirurgie integriert ist. Auch ist chirurgische Fachkompetenz für operative Notfälle (Neurochirurgie, Urologie) zu fordern.

Wesentlich für die Funktion eines derartigen Organisationsschemas sind folgende Prinzipien:

1. Bei hierarchischer Parallelstruktur der leitenden Ärzte ist eine alternierende Geschäftsführung die optimale Möglichkeit, Kooperationsbereitschaft zu erzwingen. Es könnte sogar der Zwang zur Zusammenarbeit so vertraglich verankert werden, daß diesbezüglich nur gemeinsamer Erfolg oder Untergang möglich sind.
2. Sind die Hierarchiestrukturen vertikal ausgerichtet, kann der Chef aus einem der beiden Schwerpunkte kommen und hat die fachlichen Bedürfnisse des anderen auch unter Hintanstellung der eigenen Notwendigkeiten voll zu respektieren.
3. In der Weiterbildung muß ein Zwang zur Rotation vorhanden sein, was bedeutet, daß Rotationspläne ausgearbeitet und öffentlich mit den Mitarbeitern diskutiert werden.
4. Eine notwendige Mindestzahl gemeinsamer Veranstaltungen ist durchzuführen, wie ein Morgenrapport, eine Röntgenbesprechung, Komplikations- und Indikationskonferenzen und Fortbildungsveranstaltungen.
5. Im Bereitschaftsdienst ist auf eine Integration auf Assistentenebene zu achten. Auf Oberarztebene sind 2 Modelle denkbar. Einmal, daß jeweils ein Oberarzt des Schwerpunktes Dienst tut, zum anderen, daß ein erster Oberarztdienst und ein zweiter Dienst alternierend jeweils aus dem Abdominal- und Unfallbereich kommen. Der erste Oberarztdienst hat die gesamte Behandlungskompetenz und kann im Bedarf den mit Rufbereitschaft diensttuenden Kollegen der anderen Disziplin beiziehen. So besteht in Notfallsituationen immer die Möglichkeit der fachübergreifenden Versorgung, gleichzeitig kann aber bei Bedarf der Oberarzt des anderen Schwerpunktes zugezogen werden.

Die Argumente gegen diese Organisationsform sind vielfältig. Obwohl der Unfallchirurg in seiner Weiterbildung zunächst die gesamte Chirurgie durchlaufen muß, wird ihm, wenn er nach 6 Jahren im Teilgebiet tätig wird, die Kompetenz zur Versorgung der Körperhöhlenverletzungen abgesprochen. Die Negativkonsequenz wäre, die Weiterbildungsordnung zu korrigieren. Ausschließlich auf die Extremitäten konzentriert, würde sich die Grenze zur Orthopädie verwischen, und letztlich könnte es geschehen, daß die gesamte Extremitätentraumatologie einschließlich der Arbeitsunfälle in der Orthopädie aufgeht, mit allen Konsequenzen. Dies kann keine Perspektive sein.

Selbstkritisch muß allerdings festgestellt werden, daß bei der isolierten Unfallchirurgie die Gefahr besteht, die Kompetenz für die Behandlung von Körperhöhlenverletzungen zu verlieren. Hier ist also der Unfallchirurg auf abdominelle Chirurgie angewiesen, entweder durch Kooperation, Rotation oder Aufbau einer eigenen Viszeralchirurgie innerhalb der Unfallchirurgie, um sein Spektrum nicht unvertretbar einzuengen. Nicht die Bildung eines „Super-Unfallchirurgen" ist das Ziel, sondern die Schaffung der therapeutischen Kompetenz zur Behandlung unfallbedingter Notfälle. Ob trotz vorhandener Kompetenz diese später therapeutisch ausgeübt wird, soll von der lokalen Organisationsform und der Absprache mit den viszeralchirurgischen Kollegen abhängen.

Ein weiteres Argument gegen die Schwerpunktbildung ist das angebliche Nichtfunktionieren der Rotation. Wird aber die Weiterbildung mit den Mitarbeitern kollegial und öffentlich besprochen, so gibt es in der Regel keine Schwierigkeiten. Im eigenen Interesse suchen die Assistenten in der Regel den richtigen Weg innerhalb der Weiterbildungsmöglichkeiten, wenn sie nicht von oben herab negativ reglementiert und beeinflußt werden.

Auch die Unwirtschaftlichkeit und Verteuerung kann nicht als Argument gelten, da in der Regel durch die Einrichtung einer Unfallabteilung die Bettenauslastung der Gesamtchirurgie erheblich verbessert wird. Leere Betten sind letztendlich teurer als ein zweiter Chefarzt.

Basis für diese Organisationsform ist also engste fachliche Kooperation zwischen Abdominal- und Unfallchirurgie, ohne daß deswegen die spezifische Identität eines Schwerpunktes verloren geht.

Schlußbemerkung

„Nur wer die Chirurgie der Bauchhöhle bei Krankheiten auszuführen gelernt hat, wird auch bei Verletzungen den richtigen Weg beschreiten. Dies gilt ebenso für intrathorakale Eingriffe und für Gefäßverletzungen. Wer nicht seine Mitarbeiter auf dem gesamten Gebiet zufriedenstellend ausbilden kann, dem fehlen sie dann, wenn volle Verantwortlichkeit in der Versorgungskompetenz zu fordern ist" [4].

So wenig wie eine isolierte Unfallchirurgie auf Dauer kompetent agieren kann, so sehr benötigt ebenso der Abdominalchirurg seinen Nachbarschwerpunkt zur kompetenten Versorgung der Patienten und Weiterbildung seiner Mitarbeiter. Wenn Unvoreingenommenheit und Wahrhaftigkeit, Genauigkeit und Selbstkritik chirurgische Eigenschaften sind, dann muß eine realistische Einschätzung der Behandlungskompetenzen, eine planmäßige Schwerpunktbildung und eine vorbildliche Organisationsform die Möglichkeiten bieten, zukünftige Probleme, die drückend im Hintergrund drohen, ohne Prestigedenken und ökonomische Querelen kollegial und gemeinsam zu lösen.

Literatur

1. Berner W, Trostdorf E (1982) Kritische Auswertung erwiesener Behandlungsvorwürfe in Unfallchirurgie und Orthopädie aus Sicht der Schlichtungsstellen der fünf norddeutschen Ärztekammern. Hefte Unfallheilkd 158: 591
2. Bürkle de la Camp H (1983) Eröffnungsrede zur 72. Tagung der Deutschen Gesellschaft für Chirurgie. In: Bauer K H, Carstensen G (Hrsg) Die Deutschen Chirurgenkongresse seit der 50. Tagung. Springer, Berlin Heidelberg New York Tokyo

3. Fuchsig P (1972) Entwicklung, Gegenwart und Zukunft der klinischen Chirurgie in den deutschsprachigen Ländern. Chirurg 43 : 194
4. Siewert, J R (1986) Für eine chirurgische Kernklinik. Informationen des Berufsverbandes der Deutschen Chirurgen e. V. 12 25 : 159

Weitere Entwicklung der Chirurgie aus allgemeinchirurgischer Sicht

J. R. Siewert

Einleitung

Strukturüberlegungen bzw. Strukturreformen haben am Haupt zu beginnen, um sich später auch auf die Glieder zu erstrecken. Dies bedeutet, übertragen auf unsere Verhältnisse, daß zunächst die chirurgische Struktur der chirurgischen Universitätskliniken überprüft und ggf. geändert werden muß. Hier werden alle angehenden Ärzte ausgebildet und der größte Teil der Chirurgen weitergebildet. Strukturen der Universitätskliniken werden früher oder später auch die Strukturen der Krankenhäuser der Regelversorgung bestimmen. Deshalb sollen die im folgenden angestellten strukturellen Überlegungen zunächst einmal für chirurgische Universitätskliniken gelten.

Allgemeinchirurgie und Spezialdisziplinen

Jede strukturelle Überlegung hat sich an den Aufgaben einer chirurgischen Universitätsklinik zu orientieren. Primäre Aufgaben der Hochschulkliniken sind Forschung, Lehre und Förderung des wissenschaftlichen Nachwuchses. Zugleich fällt ihnen in der Krankenversorgung in aller Regel eine besondere Verantwortung dadurch zu, daß sie an vielen Standorten die einzigen Krankenhäuser der höchsten Versorgungsstufe („Maximalversorgung") und an fast allen Standorten diejenigen Krankenhäuser sind, in denen das breiteste Spektrum von Spezialdisziplinen und -techniken auf dem jeweils neuesten Stand der wissenschaftlichen Erkenntnis vertreten ist. Diese besondere Situation, ganz unterschiedlichen Aufgaben gerecht werden zu müssen, macht die Struktur der Hochschulkliniken auch besonders schwierig. Grundsätzlich hat zu gelten, daß die Organisation
— nicht nur der *fortschreitenden Spezialisierung* in Forschung, Diagnostik und Therapie Rechnung zu tragen hat,
— sondern ebenso auch der *Einheit der klinischen Disziplin* als der notwendigen Grundlage der ärztlichen Tätigkeit in der Krankenversorgung und in der ärztlichen Aus- und Weiterbildung [1].

Hieraus resultiert ein Dualismus, der nur schwer aufzulösen ist. Die Einheit der klinischen Disziplin „Chirurgie" wird am besten durch die Anerkennung bzw. Schaffung eines gemeinsamen Fundamentes (evtl. auch als „Kernklinik" zu bezeichnen) gewährleistet. Dieses gemeinsame Fundament aller chirurgischen Disziplinen repräsentiert in der Weiterbildungsordnung das Gebiet „Chirurgie". Aufgrund unterschiedlicher historischer Entwicklungen und Strukturen wird an verschiedenen Universitäten synonym dafür der Begriff „Allgemeinchirurgie" verwandt. In den letzten Jahren ist es leider zu

G. Hierholzer (Hrsg.)
Unfallchirurgie
© Springer-Verlag Berlin Heidelberg 1988

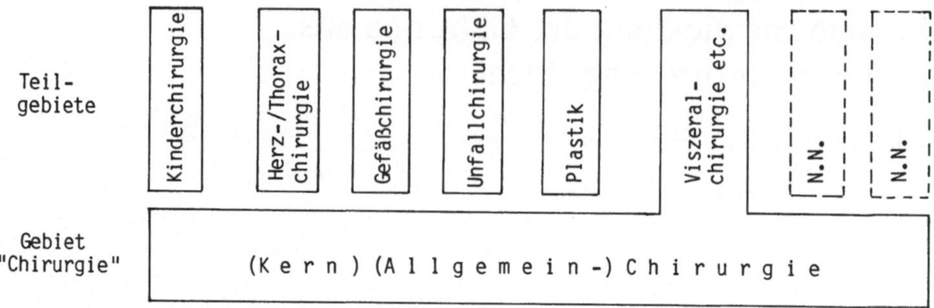

Abb. 1. Strukturmodell „Chirurgie"

einer Sprachverwirrung um diesen Begriff gekommen. Es sei noch einmal darauf hingewiesen, daß der Begriff „Allgemeinchirurgie" aus dem angelsächsischen Sprachgebrauch („general surgery") übernommen ist und eben dieses gemeinsame Fundament der Disziplin „Chirurgie" zu beschreiben versucht. Der Begriff „Allgemeine Chirurgie" bedeutet dagegen Allgemeingültiges in der gesamten Chirurgie („basic surgical science"). Er gibt einen Lehr- und Forschungsinhalt innerhalb der Chirurgie wieder, bezeichnet aber keine organisatorische Struktur. Auf diesem gemeinsamen Fundament des Gebietes Chirurgie stehen die verschiedenen Teilgebiete (Spezialdisziplinen). Eingebunden in die Allgemeinchirurgie ist die Viszeralchirurgie (Abb. 1).

Das gemeinsame Fundament der Chirurgie

Das Gebiet Chirurgie und damit das gemeinsame Fundament sollte unter diesen Voraussetzungen umfassen (Abb. 2):

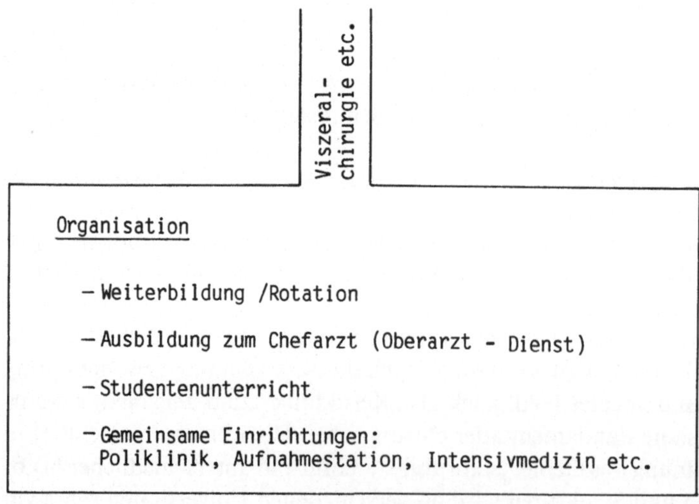

Abb. 2. Aufgabenbereich der Allgemeinchirurgie

1. Die studentische Lehre

Ziel der Lehre ist die Ausbildung des Studenten zum Arzt für Allgemeinmedizin. An diesem Ziel haben sich die Inhalte der Lehre zu orientieren. Damit kann die Lehre in weiten Bereichen aus der Chirurgie/Allgemeinchirurgie erbracht werden. Die Teilgebiete sind entsprechend dem Gegenstandskatalog und dem Fragenkatalog des IMPP da zu beteiligen, wo es die Fachkompetenz gebietet. Die Organisation und Koordination der Lehre soll deshalb durch den Lehrstuhl für Chirurgie erfolgen. Dem stehen Spezialkollegs nicht entgegen.

2. Die Weiterbildung zum Gebietsarzt für Chirurgie

Der Lehrstuhlinhaber für Chirurgie/Allgemeinchirurgie ist in der Regel Weiterbildungsermächtigter für das Gebiet Chirurgie. Er ist damit verantwortlich für die Organisation und die Koordination der Weiterbildung ggf. der Rotation. Die Weiterbildung beginnt damit sinnvollerweise auch in der Chirurgie/Allgemeinchirurgie und nicht in Spezialgebieten.

Es ist sicher sinnvoll, diesen Begriff der „Weiterbildung" auch über die Erlangung des Gebietsarztes für Chirurgie hinaus zu sehen und die Ausbildung zum künftigen chirurgischen Chefarzt für Krankenhäuser der Grund- und Regelversorgung mit in die Überlegungen einzubeziehen. Für eine derartige Tätigkeit benötigt der Assistent oder Oberarzt eine breite Ausbildung. Diese kann er am besten innerhalb einer organisatorisch geschlossenen Klinik vermittelt bekommen. Aus diesem Grunde sollte dafür Sorge getragen werden, daß bis auf die Oberarztebene hinauf gemeinsame Dienste organisiert werden, die sicherstellen, daß der künftige Chefarztbewerber — soweit er in ein Krankenhaus der Regel- und Grundversorgung strebt — bis zum Schluß seiner Ausbildung in der ganzen Breite der Routineversorgung einer chirurgischen Klinik eingebunden bleibt. Eine derartige breite Routinetätigkeit steht einer speziellen Tätigkeit in einem der Spezialgebiete keineswegs entgegen.

3. Die Organisation gemeinsamer Einrichtungen und Aufgaben einer chirurgischen Klinik

a) Poliklinik. Die poliklinische Chirurgie ist ein wesentlicher Bestandteil der Lehre und Weiterbildung. Die Organisation und Leitung der Poliklinik sollte deshalb der Chirurgie/Allgemeinchirurgie obliegen. In diesem Sinne ist auch die traumatologische Tätigkeit des Allgemeinchirurgen zu sehen, d. h. die Traumatologie, soweit man sie als Regel- oder Grundversorgung des verunfallten Patienten und v. a. als Koordination von Diagnostik und Therapie bei polytraumatisierten Patienten versteht. Dem steht eine Spezialisierung einer Chirurgie des Stütz- und Bewegungsapparates durchaus nicht entgegen. Die Teilgebiete sind selbstverständlich angemessen zu beteiligen. Einer Etablierung von sog. Spezialsprechstunden durch Spezialdisziplinen steht diese Struktur nicht entgegen. Die gleiche Aussage gilt auch für sog. „Aufnahmestationen".

b) Chirurgische Intensivmedizin. Auch sie ist ein integraler Bestandteil der chirurgischen Aus- und Weiterbildung sowie der Forschung. Die Forderung nach einer eigenen chirurgischen Intensivpflege ist für eine chirurgische Universitätsklinik unverzichtbar. Die Chirurgie kann die Behandlungsführung schwerkranker operierter Patienten nicht zu einem Zeitpunkt abgeben, an dem die Gefährdung des Patienten am größten ist und die Erfahrung des Chirurgen am schwersten wiegt. Wie sollen die chirurgische Technik und die operative Verfahrenswahl sich weiterentwickeln, wenn der Chirurg die postoperative Phase abgibt, in der etwaige Mängel der chirurgischen Technik erkennbar und eine evtl. falsche Verfahrenswahl sich zeigt. Diese perioperative Phase stellt naturgemäß auch die interessanteste und wichtigste Forschungsaufgabe für den Chirurgen dar.

Es ist klar, daß diese Forderung nicht uneingeschränkt auf die Krankenhäuser der Grund- und Regelversorgung übertragen werden kann. Eine eigene chirurgische Intensivpflegeeinheit wird dort nicht realisierbar sein. Der in der Peripherie tätige chirurgische Chefarzt muß aber in den Bereichen der chirurgischen Intensivmedizin so gut ausgebildet sein, daß er in der interdisziplinären Intensivpflegeeinheit die ihm zukommende Rolle ausfüllen kann.

c) Verwaltung und Organisation anderer gemeinsamer Einrichtungen, wie z. B. Operationseinheiten und sonstige Funktionseinheiten (Ultraschall, Endoskopie, Labors etc.).

Gemeinsame Einrichtungen erscheinen da sinnvoll, wo
— Lehre und Weiterbildung sie erforderlich machen,
— eine zentrale Organisation für ihre reibungslose Nutzung durch alle in der Chirurgie tätigen Spezialdisziplinen sinnvoll erscheint,
— verschiedene Funktionseinheiten im Sinne einer ökonomischen Betriebsführung zusammengefaßt werden müssen oder
— solche aus Sicht des Patienten und somit der Krankenversorgung sinnvollerweise zusammengehören (Poliklinik).

Stellung der Spezialdisziplinen

Neben der Einheit der Disziplin muß als zweites gleichrangiges Prinzip für die Organisation einer Hochschulklinik die Spezialisierung in Forschung und Krankenversorgung erhalten bleiben, aber in der Weise, daß ihre dynamische Entwicklung nicht durch starre Strukturen behindert und ihre Berücksichtigung bei Personal- und Investitionsentscheidungen blockiert wird, und daß zugleich optimale Voraussetzungen für die Zusammenarbeit zwischen den Spezialisten untereinander gewährleistet sind [1].

Eine Spezialisierung ist fachlich ohne Zweifel notwendig und für die Spitzenversorgung von Patienten bzw. für die Weiterentwicklung der klinischen Forschung von Wert, ja für die Qualitätssicherung der Operationstechnik häufig unentbehrlich. Spezialisierung an sich ist also durchaus sinnvoll, die Frage ist vielmehr, ob eine Spezialisierung immer gleich irreversibler Strukturen bedarf. Derartige Abteilungsbildungen führen häufig zu einer Verkrustung der Kliniken und zu ihrer Immobilisation. Dies um so mehr, wenn Abteilungen ad personam geschaffen werden; Personen wie aktuelle Fragestellungen ändern sich, Abteilungen aber bleiben bestehen.

Es scheint mir wichtig zu bedenken, daß aktuelle Entwicklungen der Chirurgie nur dann aufgegriffen und erfolgreich behandelt werden können, wenn Personen und Sachmittel rasch auf sie konzentriert werden können, d. h. wenn eine ausreichende Flexibilität in einer Klinik besteht. Eine derartige Flexibilität ist natürlich in erster Linie an die ärztliche Bereitschaft, sich neu zu orientieren, aber auch an eine geeignete Struktur und an eine Mindestgröße einer Klinik gebunden. Mit Recht fordert auch der Wissenschaftsrat mehr Flexibilität in den Strukturen. Eine Alternative zur Abteilungsbildung scheint häufig die Schaffung von Spezialsektionen oder Arbeitsgruppen zu sein

– in Amerika auch als „Service" bezeichnet – , die für Spezialaufgaben an Universitätskliniken zur Verfügung stehen, ohne die organische Einheit dieser Klinik zu zerstören.

Trotz allem ist der historischen Entwicklung von Teilgebieten in den letzten Jahren Rechnung zu tragen. Für ihre ungestörte Funktion und v. a. auch in Anbetracht der speziellen Anforderungen in der Patientenversorgung bedürfen sie häufig eigener Bettenstationen und Funktionsräume. Diese Entwicklung soll keineswegs in Frage gestellt werden. Vielmehr gelten die gemachten Ausführungen für zukünftige Entwicklungen.

Spezielle Bereiche, die zur Allgemeinchirurgie gehören sollten

Auf der Grundlage einer Umfrage unter deutschen Lehrstuhlinhabern für Chirurgie aus dem Jahre 1987 (von 34 befragten Kliniken konnten 33 Antworten berücksichtigt werden) gehören zu den derzeitigen Inhalten der Allgemeinchirurgie (Tabellen 1 und 2):

a) Die Viszeralchirurgie, hier in erster Linie die gastroenterologische und die onkologische Chirurgie. Die onkologische Chirurgie ist derzeit das zentrale Anliegen unserer chirurgischen Tätigkeit. Gutartige gastroenterologische Erkrankungen sind in den letzten Jahren immer besser konservativen Therapieverfahren zugänglich geworden und verlieren in der Viszeralchirurgie zunehmend an Bedeutung. Zu einer qualitativ hochwertigen Viszeralchirurgie gehört eine eigenständige chirurgische Endoskopie und Sonographie. Eine intensive Beschäftigung mit der onkologischen Chirurgie tut not, bedarf aber nicht primär einer strukturellen Voraussetzung, sondern zuerst einer ärztlichen Motivation und geeigneter Arbeitsmöglichkeiten.

Auch die Lungenchirurgie ist heute zu 80% eine onkologische Chirurgie. Sie profitiert daher von einer organisatorischen Einbindung in die Allgemeinchirurgie und damit als eine Form der Viszeralchirurgie in die onkologische Chirurgie.

Tabelle 1. Inhalte der Allgemeinchirurgie (Ergebnisse einer Umfrage unter 33 deutschen Lehrstuhlinhabern für Chirurgie im Jahr 1987)

	[%]	Zahl der Angaben
Viszeralchirurgie	100	33
Endokrine Chirurgie	100	33
Onkologische Chirurgie	100	33
Weichteilchirurgie	91	30
Chirurgische Intensivmedizin		
(z. T. gemeinsam mit Anästhesie)	88	29
Lungenchirurgie	67	22
Periphere Gefäßchirurgie	67	22
Unfallchirurgie	54	18
Transplantationschirurgie	51	17
Kinderchirurgie	42	14

Tabelle 2. Tätigkeiten der („Allgemein"-)Chirurgie

V	*Viszeralchirurgie*
	– Onkologische Chirurgie
	– (Lungenchirurgie)
	– Viszeraltrauma
	– Transplantation
W	*Weichteilchirurgie*
E	*Endokrine Chirurgie*
T	*Basistraumatologie*
	– Poliklinische Erstversorgung
	– Akute Regelversorgung
	– Koordination Polytrauma
I	*Intensivmedizin*

b) Die endokrine Chirurgie. Endokrine Organe sind als „Viscera" anzusehen. Sie müssen deshalb insgesamt in der Viszeralchirurgie betrieben werden (mit Ausnahme der Hypophyse).

c) Die Weichteilchirurgie, wobei die wichtigste Aufgabe in der onkologischen Weichteilchirurgie zu sehen ist.

d) Die Transplantationschirurgie ist eine wichtige chirurgische Methode, die für die chirurgische Therapie spezieller Organversagen notwendig ist, also jeder organbezogenen Spezialdisziplin zur Verfügung stehen muß. Der Herzchirurg wird niemals auf die Herztransplantation als therapeutische Möglichkeit bei der irreversiblen Herzinsuffizienz verzichten. Ebensowenig kann der gastroenterologische oder onkologische Chirurg die Lebertransplantation oder die Pankreastransplantation aus seinem Bereich entlassen. Somit muß die Transplantationschirurgie als chirurgische Methode auch der Allgemeinchirurgie zur Verfügung stehen.

e) Die chirurgische Intensivmedizin (s. o.).

Ausblick

Das Anliegen, dieses gemeinsame Fundament der Chirurgie zu erhalten und damit die Einheit der Disziplin „Chirurgie" zu bewahren, ohne die sinnvolle Entwicklung von Spezialdisziplinen zu behindern, ist existentiell wichtig. Wenn es gelänge, Einigkeit zwischen Gebiet und Teilgebieten über die Notwendigkeit dieser gemeinsamen Basis zu erzielen, dann wäre die Diskussion offen für die Frage, wer im Rahmen einer chirurgischen Klinik für dieses gemeinsame Fundament die Verantwortung übernehmen sollte. Dort, wo noch ein Lehrstuhl für Chirurgie besteht, ist diese Frage beantwortet. Dort, wo die Allgemeinchirurgie sozusagen in die Rechtsnachfolge des Lehrstuhls für Chirurgie eingetreten ist, dürfte sich die Frage ebenfalls nicht stellen. Es sind aber auch Strukturen vorstellbar, in denen der Repräsentant eines Teilgebietes die Verantwortung für das gemeinsame chirurgische Fundament übernimmt. Unter diesen Bedingungen würde die Allgemein- oder Viszeralchirurgie im oben definierten Sinne dann eine Spezialdisziplin darstellen. Ich bin überzeugt, daß die Erhaltung der gemeinsamen Basis der Disziplin „Chirurgie" ein so entscheidendes Anliegen ist, daß demgegenüber Überlegungen, wer das gemeinsame Fundament repräsentiert, zurücktreten müssen.

Literatur

1. Wissenschaftsrat — Empfehlungen zur klinischen Forschung in den Hochschulen 1986
2. Siewert J R (1986) Ansprache des Präsidenten der Vereinigung der Bayer. Chirurgen e. V. (Mitteilungen). Dtsch Ges Chir 4

Weiterbildung aus unfallchirurgischer Sicht

D. WOLTER

Einleitung

Aus unfallchirurgischer Sicht zur Weiterbildung Stellung zu nehmen, bedeutet zunächst, die heutige Situation zu analysieren, um daraus Schlußfolgerungen für die Zukunft ziehen zu können. Betrachten wir den „Istzustand". Für die Weiterbildung sind heute 2 Ordnungen von Bedeutung, die Weiterbildungsordnung von 1971 und diejenige von 1980 [1, 2]. Aufgrund der Ordnung von 1971 war es möglich, die 2jährige unfallchirurgische Weiterbildungszeit in die Weiterbildungszeit zum Chirurgen einzubinden.

Dieser Zustand hat sich durch die Weiterbildungsordnung von 1980 geändert. Ab dem 1. 1. 1981 hat sich die 2jährige Weiterbildung zum Unfallchirurgen an die chirurgische Weiterbildung anzuschließen und kann nur an einer entsprechend ermächtigten Klinik oder Abteilung erfolgen. Eine Übergangsregelung bis zum 31. 12. 1988 erlaubt jedoch den Kollegen, die vor dem 1. 1. 1981 mit der Weiterbildung im Fachgebiet Chirurgie begonnen haben, ihre Weiterbildung zum Unfallchirurgen in der oben beschriebenen Form einzubauen.

Alte und neue Weiterbildungsordnung

In der neuen Weiterbildungsordnung von 1980 findet sich eine Weiterbildungszeit für die Chirurgie von 6 Jahren sowie für alle Teilgebiete von 2 Jahren. Der Text der Weiterbildungsordnung für die Chirurgie beschreibt folgende wichtige Merkmale: Vermittlung und Erwerb eingehender Kenntnisse und Erfahrungen in der allgemeinen Diagnostik und Differentialdiagnostik, v. a. der instrumentellen Untersuchungsverfahren, der Indikationsstellung sowie der operativen und konservativen Behandlung chirurgischer Erkrankungen und Verletzungen einschließlich der selbständigen Durchführung aller üblichen Operationen, in der Röntgendiagnostik des Stütz- und Bewegungssystems, der röntgenologischen Notfalldiagnostik des Schädels, der Brust- und Bauchhöhle sowie der intraoperativen Röntgendiagnostik und Fremdkörpersuche, in den Verfahren der Wiederbelebungs- und Schocktherapie sowie in der Leitungs- und Lokalanästhesie.

Hier fällt auf, daß ein großer Teil dieser Formulierung dem unfallchirurgischen Bereich in Diagnostik und Therapie zuzuordnen ist. Vergleicht man nun die Formulierung des Teilgebietes Unfallchirurgie, so findet man hier nur lapidar 3 Zeilen, nämlich: Vermittlung und Erwerb spezieller Kenntnisse und Erfahrungen in der konservativen und operativen Behandlung von Verletzungen und ihrer Folgezustände, insbesondere des Stütz- und Bewegungssystems.

G. Hierholzer (Hrsg.)
Unfallchirurgie
© Springer-Verlag Berlin Heidelberg 1988

103

Vergleicht man dazu die alte Weiterbildungsordnung von 1971, so läßt sich für das Teilgebiet Unfallchirurgie keine Definition finden. Für das Gesamtfachgebiet Chirurgie ist aber mit der operativen Behandlung von chirurgischen Erkrankungen, Verletzungen und Mißbildungen mit den entsprechenden Voruntersuchungen, den konservativen Behandlungsverfahren, der Nachsorge und der Begutachtung eine umfängliche Beschreibung enthalten.

Aussagekräftiger ist das Operationsverzeichnis für Chirurgie und das Teilgebiet Unfallchirurgie. Für das Gebiet Chirurgie werden beispielsweise 200 abdominalchirurgische und 130 unfallchirurgische Eingriffe gefordert. In einer Klinik mit den Fachabteilungen Allgemeinchirurgie und Unfallchirurgie steht für diese 130 unfallchirurgischen Eingriffe aber nur 1 Jahr aus dem Teilgebiet Unfallchirurgie zur Verfügung, welches für die Weiterbildung zum Chirurgen anerkannt wird. Zählt man hierzu außerdem noch die Eingriffe im Bereich des Stütz- und Bewegungssystems hinzu, nämlich 30, so erhöht sich die Zahl auf 160 Eingriffe. Das Mißverhältnis zwischen dem zeitlichen Angebot und der durchzuführenden Anzahl der Eingriffe liegt hier klar auf der Hand. Das kann vom Arzt in der Weiterbildung nicht geleistet werden.

Betrachten wir nun das Teilgebiet Unfallchirurgie, so finden sich 170 abdominalchirurgische Eingriffe gegenüber 235 unfallchirurgischen Eingriffen. Diese Zahl erhöht sich noch einmal um 40 Eingriffe, wenn wir den Stütz- und Bewegungsapparat hinzuzählen. Analysiert man nun die Gruppe IV − Unfallchirurgie − genauer, so wird in der Auflistung der einzelnen Eingriffe die Unfallchirurgie als reine Extremitätenchirurgie begriffen. Die Auflistung der einzelnen Eingriffe im Teilgebiet Unfallchirurgie läßt weiterhin erkennen, daß die Ersteller dieses Kataloges wahrscheinlich überfordert gewesen sind. Lediglich in Gruppe III − Bauchwand und Bauchhöhle − , die 90 größere Eingriffe in diesem Bereich vorsieht, werden 5 Eingriffe bei Organverletzungen gefordert. Alle anderen geforderten Eingriffe im Bereich von Kopf und Hals, Brustwand und Brusthöhle, Stütz- und Bewegungsapparat, Gefäß-, Nerven- und Lymphsystem vermeiden den Ausdruck „Verletzung" und sprechen hier lediglich von Eingriffen, die sie den jeweiligen Weiterbildungsphasen des Chirurgen zuordnen.

Bei dem Versuch einer Beurteilung drängt sich der Eindruck auf, daß die neue Weiterbildungsordnung die Gewichte in dem Gebiet Chirurgie und Teilgebiet Unfallchirurgie anders verteilt hat. Es fällt weiterhin auf, daß sich die anderen Teilgebiete, wie Gefäßchirurgie, Kinderchirurgie, plastische Chirurgie, Thorax- und kardiovaskuläre Chirurgie, in viel geringerem Maße mit der Allgemeinchirurgie in der neuen Weiterbildungsordnung überschneiden.

Betrachten wir nun die Organisationsformen, die sich zwischen der Allgemeinchirurgie und der Unfallchirurgie in vielen Häusern aus den Zweckmäßigkeiten heraus ergeben haben, so lassen sich 3 Formen unterscheiden.

Zum einen ist es das kleinere Krankenhaus, in dem die Allgemeinchirurgie und Unfallchirurgie durch eine chirurgische Abteilung vertreten wird. Wenn nach außen hin nur eine Abteilung zu erkennen ist, so wird in der Regel im Ärzteteam eine Fachgebietsaufteilung vorgenommen. Nicht so selten finden wir daher den Chef der Abteilung, der seinen abdominalchirurgischen Schwerpunkt hat, in Kooperation mit einem Oberarzt, der besondere Kenntnisse auf dem unfallchirurgischen Sektor aufweist.

Das zweite Modell findet sich in größeren allgemeinen Krankenhäusern. Hier ist eine Trennung zwischen Allgemeinchirurgie und Unfallchirurgie erfolgt. Ein derartiges Krankenhaus stellt beispielsweise das Allgemeine Krankenhaus St. Georg in Hamburg dar. Beide chirurgischen Abteilungen sind in etwa gleich groß mit einem gewissen Plus für die Unfallchirurgie aufgrund der strukturmäßig größeren Patientenzahl. Durch die Tatsache, daß die chirurgische Aufnahme zur Unfallchirurgie gehört und noch mehrere Ambulanzen betreut werden müssen, ist ebenfalls die Zahl der Mitarbeiter etwas größer. Die Nacht- und Wochenenddienste werden von beiden chirurgischen Abteilungen in Zusammenarbeit auch mit den Assistenten der urologischen Klinik geleistet. Die Oberärzte beider chirurgischen Abteilungen sind dabei in den Nacht- und Wochenenddiensten verantwortlich für die chirurgische Klinik. Das beinhaltet die Tatsache, daß in besonderen Situationen jederzeit spezialisierte Kollegen noch hinzugezogen werden können.

Die Unfallchirurgie wird dabei als eine umfassende Unfallchirurgie aufgefaßt. Diese beinhaltet die Schädel-Hirn-Traumatologie, Verletzungen von Thorax, Abdomen, Extremitäten, der Rückenmarkstrukturen, der Nerven und Gefäße. Das Management des Polytraumas erfolgt unter Leitung des Unfallchirurgen. Es hat wenig Sinn, darüber zu diskutieren, ob eine Herzstichverletzung vom Herzchirurgen oder vom Unfallchirurgen behandelt werden sollte, da die Frage an der eigentlichen Problematik vorbeigeht. In einem solchen Fall ist ein sofortiges Handeln notwendig, und jeder erfahrene Unfallchirurg sollte in der Lage sein, den Brustkorb und Herzbeutel rasch zu öffnen, um mindestens eine temporäre Versorgung vornehmen zu können.

Ganz ähnlich stellt sich die Situation beim epiduralen Hämatom dar. Auch hier hat es wenig Sinn, darüber zu diskutieren, ob es sich um einen neurochirurgischen Patienten handelt. Die rasche Entlastung ist der entscheidende Schritt, und es kümmert den Patienten wenig, wer ihn durchführt. Der Erfahrenste, der zur Stelle ist, und das ist in der Regel der diensthabende Oberarzt, hat die Versorgung vorzunehmen.

Dabei haben die letzten 15 Jahre klar gezeigt, daß das rasche Erkennen der Gesamtverletzung, das richtige Werten und die sich daraus ergebenden Konsequenzen einer langjährigen unfallchirurgischen Erfahrung bedürfen. Diese Erfahrung ist nicht teilbar in Bauchhöhle, Brusthöhle, Extremitäten, Kopf und Gefäße. Damit kann selbstverständlich nicht gemeint sein, daß der Unfallchirurg eine Schädeltrepanation durchführt und der Neurochirurg zuschaut. In Häusern mit einer Neurochirurgie wird sich hier eine vertrauensvolle Zusammenarbeit von alleine ergeben.

Die tägliche Arbeit ist aber nicht durch solche Verletzungen gekennzeichnet. In erster Linie sind es Verletzungen der Extremitäten, konservativ zu behandelnde Schädel-Hirn-Traumen, Rippenbrüche und Lungenkontusionen und stumpfe, nicht operationsbedürftige Bauchtraumen. Milz- und Leberverletzungen gehören auch in einer großen Klinik mit über 100 polytraumatisierten Patienten im Jahr nicht zur täglichen Routine. Die Versorgung von Milz, Leber oder Verletzungen des Darmes wird vom Unfallchirurgen, der doch in erster Linie ein Chirurg ist, in der Regel kompetent durchgeführt. Es ist aber selbstverständlich, daß dieser die Hilfe eines Spezialisten in Anspruch nimmt, wenn es notwendig erscheint.

Die Tatsache, daß Unfallchirurgie in der Organisationsform dieses zweiten Typs eine umfassende Unfallchirurgie darstellt, hat für die Weiterbildung Konsequenzen. Gerade in der unfallchirurgischen Weiterbildung bemühen wir uns, einen neurochirurgischen und thoraxchirurgischen Teil hinzuzunehmen. Im übrigen muß man sich vor Augen halten, daß Assistenz- und Oberärzte in dieser Organisationsform Kenntnisse und Fertigkeiten sowohl in der Allgemeinchirurgie als auch in der Unfallchirurgie durch ihren Dienst aktuell halten und erweitern.

Die dritte Organisationsform ergibt sich für die großen Zentren mit allen Teilgebieten der Chirurgie. Hier ist die sog. Allgemeinchirurgie in erster Linie eine Viszeralchirurgie des Bauchraumes, denn Kopf-, Hals-, Thorax-, Gefäß-, Urogenitaltrakt-, Mamma- und gynäkologische Chirurgie werden von anderen Disziplinen vertreten. Die Aufgabenteilung zwischen der Unfallchirurgie und der in fast allen Universitätskliniken noch bestehenden Allgemeinchirurgie ist hierbei unterschiedlich geregelt.

Zusammenfassung

In der fachgerechten Ausbildung der Mitarbeiter für eine verantwortliche Tätigkeit als Unfallchirurg muß ein breites Wissen durch eine breite Ausbildung angestrebt werden. Dem Training der unfallchirurgischen Oberärzte im Hinblick auf eine selbständige Position muß dabei große Aufmerksamkeit gewidmet werden.

Die Weiterbildung in der Chirurgie und Unfallchirurgie kann aber nicht zum Ziele haben, auf der Forderung nach einer umfassenden Unfallchirurgie zu bestehen, sondern darin, daß auf einer breiten Basis gebietsspezifisch ausgebildet wird. Die geforderten Operationsverzeichnisse müssen dieser Tatsache Rechnung tragen und flexibler gestaltet werden. Sie müssen insbesondere auch stärker an den Wandel der diagnostischen und therapeutischen Methoden angepaßt werden.

Literatur

1. Berufsordnung der Hamburger Ärzte, Teil II Weiterbildungsordnung. Hamburger Ärztebl 2/71: 32
2. Weiterbildungsordnung der Hamburger Ärzte vom 18. 11. 1980. Hamburger Ärztebl 12/80: 464

Chirurgische Weiterbildung aus der Sicht der Ärztekammer Nordrhein

R. D. Schäfer

Gesetzliche Grundlagen

Das hier diskutierte Thema hat seine Grundlage in Bestimmungen der Heilberufsgesetze der Länder. Diese landesgesetzlichen Bestimmungen sind im wesentlichen in allen Bundesländern gleich. In § 27 des Heilberufsgesetzes Nordrhein-Westfalen [1] heißt es:

> „Kammerangehörige können nach Maßgabe dieses Abschnittes neben ihrer Berufsbezeichnung weitere Bezeichnungen führen, die auf besondere Kenntnisse in einem bestimmten beruflichen Gebiet (Gebietsbezeichnung) oder Teilgebiet (Teilgebietsbezeichnung) oder auf andere zusätzliche erworbene Kenntnisse (Zusatzbezeichnung) hinweisen."

Und weiter:

> „Die Bezeichnungen nach § 27 bestimmen die Kammern für ihre Kammerangehörigen, wenn dies im Hinblick auf die wissenschaftliche Entwicklung und eine angemessene Versorgung der Bevölkerung oder des Tierbestandes durch Angehörige der betreffenden Heilberufe erforderlich ist. Dabei ist das Recht der Europäischen Gemeinschaft zu beachten."

In diesem Rechtsrahmen stehen alle hier angestellten Überlegungen, die eine Änderung oder Beibehaltung bestehender weiterbildungsrechtlicher Regelungen zum Ziel haben. Hierholzer führte bereits aus, daß die Zuständigkeit für die Weiterbildungsordnung in den Händen der Selbstverwaltung bei den Ärztekammern liegt. Letztendlich bedeutet es auch, daß diese Regelung in ihren Händen liegt. Diese Form der Regelung des Weiterbildungsrechts durch die Selbstverwaltung stellt international gesehen eine Besonderheit dar.

Weiterbildung – Aufgabe der Selbstverwaltung

In der Mehrzahl der Staaten mit vergleichbaren Gesundheitssystemen werden Fragen des Weiterbildungsrechts staatlich geregelt. Diese Sonderstellung, die das Weiterbildungsrecht insoweit im internationalen Vergleich in der Bundesrepublik Deutschland genießt, verdient hervorgehoben zu werden. Daran knüpft sich jedoch auch die Verpflichtung, durch kompetente Regelungen auf diesem Gebiet erkennbar werden zu lassen, daß diese Form der Regelung verglichen mit anderen gesetzlichen Mechanismen gleichwertig, wenn nicht überlegen ist. Um so mehr ist eine intensive Diskussion über die Notwendigkeit von Änderungen in den fachlich kompetenten Kreisen zu begrüßen.

Den Gremien der Selbstverwaltung in der Ärztekammer obliegt also die Aufgabe, die Weiterbildungsordnung zu verwalten. Diese Verwaltungsaufgabe der Kammer wird um

G. Hierholzer (Hrsg.)
Unfallchirurgie
© Springer-Verlag Berlin Heidelberg 1988

so effizienter wahrgenommen, je mehr die von ihr verwalteten Regelungen vom Konsens der betroffenen Fachgruppen getragen werden. Vertreter der Chirurgen, der Unfallchirurgen und der Gefäßchirurgen müssen die für ihr Fachgebiet typischen inhaltlichen Vorgaben entwickeln. Aufgabe der Gremien der Selbstverwaltung ist dann, dieses fachliche Konzept der Systematik der Weiterbildungsordnung einzugliedern und umzusetzen.

Entstehen der Weiterbildungsordnung

Diesen Grundsätzen entspricht auch die Form der Beratungen, mit denen Änderungen der Weiterbildungsordnung und der Richtlinieninhalte vorgenommen werden. Es beginnt in der Regel mit einer Initiative einer Fachgesellschaft, die sich an die Bundesärztekammer wendet. Im zuständigen Ausschuß „Ärztliche Weiterbildung" werden mit den Fachvertretern die Textvorgaben abgestimmt und ggf. ergänzt oder auch gekürzt. Zuerst werden Abstimmungen mit anderen Fachgebieten in Grenzbereichen vorgenommen.

Danach wird dieser Textentwurf der „Ständigen Konferenz Weiterbildung", in die alle Ärztekammern einen oder mehrere Vertreter entsenden, vorgelegt. Die dort abgeschlossenen Beratungen der „Ständigen Konferenz" werden als Vorlage des Vorstandes den Ärztetagsdelegierten zugeleitet. Der Ärztetag beschließt dann eine entsprechende Änderung der Musterweiterbildungsordnung, die zur Grundlage der Weiterbildungsordnungen in den Ländern dient.

Häufig sind bei dieser stufenweisen Beschlußfassung textliche Modifikationen notwendig. Die Gründe hierfür sind vielfältig. Der wichtigste Grund für eine Änderung dürfte die notwendige Anpassung des von der Fachgesellschaft vorgegebenen Textes an die Systematik der Weiterbildungsordnung sein. Es darf nicht vergessen werden, daß es Aufgabe der Ärztekammer ist, als Körperschaft des öffentlichen Rechts die entwickelten Gesetzestexte zu verwalten. Dies bedeutet aber auch, daß das Handeln der Ärztekammer der öffentlichen Gerichtsbarkeit unterliegt. Gegen Entscheidungen der Ärztekammer kann ein betroffener Arzt Klage beim Verwaltungsgericht erheben. Das Handeln der Ärztekammer muß also „verwaltungsfest" sein, es ist jederzeit überprüfbar, zumal das Handeln der Ärztekammer auch der Rechtsaufsicht des zuständigen Ministeriums unterliegt [2, 4].

Ermächtigung zur Weiterbildung

Die heutige Diskussion ist im wesentlichen von den Überlegungen getragen, welche fachlichen Inhalte welchem Gebiet oder Teilgebiet, hier der Chirurgie, der Unfallchirurgie und der Gefäßchirurgie, zugeordnet werden sollen. Damit verbindet sich die Frage, nach welchen Kriterien der leitende Arzt einer Abteilung zur Weiterbildung ermächtigt werden soll, sei es im Gebiet oder im Teilgebiet.

Nach unseren Vorstellungen stellt die Weiterbildungsermächtigung eine Art Prognose dar, die eine Vorhersage darüber trifft, in welchem Umfang und in welchem Zeitraum die Weiterbildung an einer bestimmten Klinik unter der Leitung eines bestimmten Arztes stattfinden kann. Ein wesentliches Kriterium der vollen Ermächtigung ist dabei die Aussage, daß ein Arzt, der sich in Weiterbildung befindet, die Möglichkeit hat, die geforderten Inhalte der Chirurgie in der dafür vorgeschriebenen Mindestweiterbildungszeit zu erlernen.

Daraus folgert, daß das, was an dieser Klinik gemacht wird, mit dem verglichen werden muß, was für die Weiterbildung in dem jeweiligen Gebiet oder Teilgebiet vorgeschrieben ist. Ergeben sich bei diesem Vergleich Differenzen zwischen dem Weiterbildungs-Soll und dem Klinik-Ist, so läßt sich daraus ableiten, inwieweit diese Weiterbildungsstätte und der Weiterbilder zur Weiterbildung in dem betreffenden Gebiet oder Teilgebiet geeignet sind.

Das Soll entspricht weitestgehend den von der Fachgesellschaft entwickelten Vorstellungen über den Inhalt der Weiterbildung im Gebiet oder in den Teilgebieten [3]. Das Ist stellt das Ergebnis einer Abfrage bezogen auf die einzelne Klinik, deren Ärzte, insbesondere deren in Weiterbildung befindlichen Ärzte, dar.

Nach den bekannten Richtlinien über den Inhalt der Weiterbildung im Gebiet Chirurgie [2] werden in einer 6jährigen Mindestweiterbildungszeit 440 Eingriffe aufgeteilt in 7 Gruppen gefordert. Ziel einer von uns angestellten Untersuchung war es nun zu prüfen, inwieweit durch die Ermittlung von Daten aus allen Kliniken unseres Kammerbereiches Aussagen zur Ermächtigung im Gebiet Chirurgie gemacht werden können.

Im Jahr 1984 sind 180 chirurgische Weiterbilder angeschrieben und gebeten worden, einen Erhebungsbogen auszufüllen. Dieser Erhebungsbogen war um eine Operationsstatistik des Jahres 1984 zu ergänzen. Die dem Erhebungsbogen und der Operationsstatistik entnommenen Daten wurden mit Hilfe der EDV aufgearbeitet und sollen anhand der nachfolgenden Abb. 1–6 erläutert werden. Es ist wichtig, im Rahmen der Diskussion über Strukturfragen der Weiterbildung in der Chirurgie Konsens darüber zu erzielen, was zur Zeit Grundlage chirurgischer Tätigkeit in den Krankenhäusern unseres Kammerbereiches ist, so daß man weiß, welchen Anforderungen ein Chirurg im Regelfall gegenübersteht.

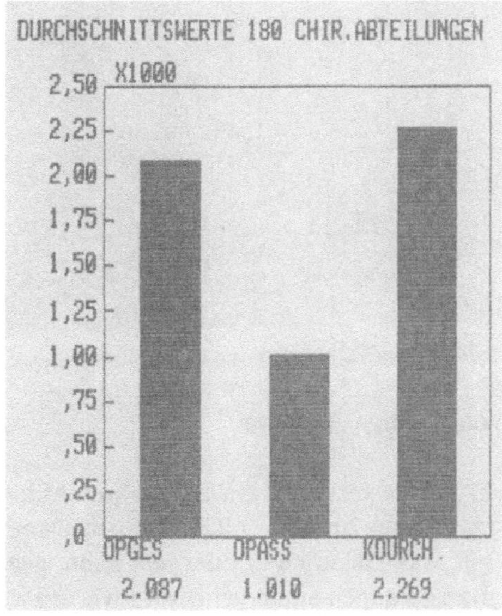

Abb. 1. Die *1. Säule* zeigt die durchschnittliche Gesamtzahl von Operationen pro Jahr und Abteilung. Sie beträgt 2087. Die *2. Säule* zeigt an, wieviele der 2087 Eingriffe von Ärzten, die sich in Weiterbildung befinden, durchgeführt werden. Es sind ca. 50%, d.h. 1010. Daneben auf der *3. Säule* der stationäre Krankendurchgang pro Jahr. Er liegt mit 2269 ca. 10% über der Zahl der durchgeführten Operationen

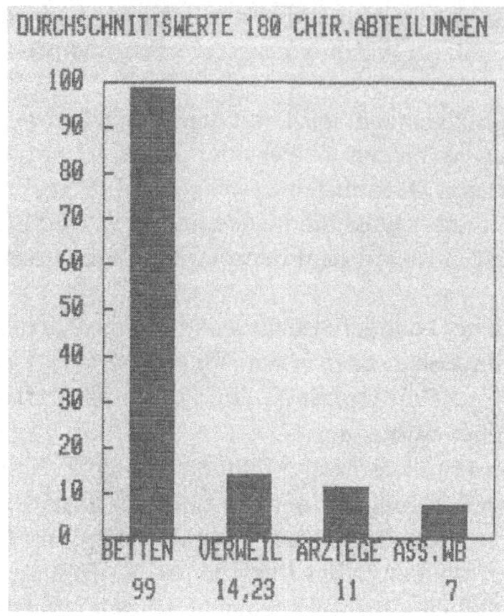

Abb. 2. Durchschnittliche Bettenzahl pro Abteilung (99), durchschnittliche Verweildauer (14,2 Tage), Gesamtzahl der Ärzte pro Abteilung (11), Zahl der Assistenten in Weiterbildung (7)

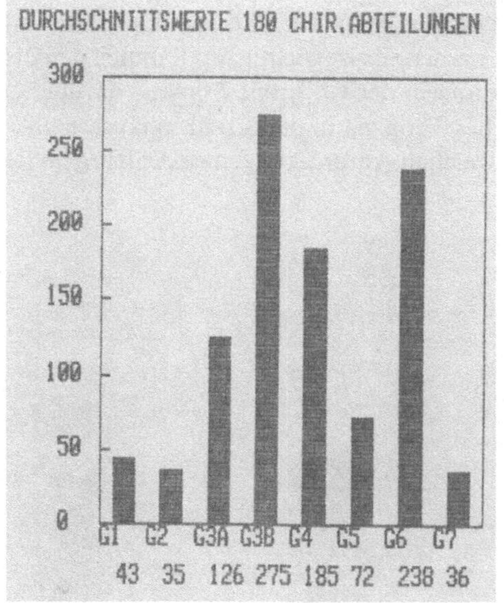

Abb. 3. Durchschnittszahl der Operationen je Gruppe an einer Abteilung entsprechend der Systematik der Richtlinien über den Inhalt der Weiterbildung. Die stärkste Gruppe bildet die Gruppe 3, die hier analog zur Aufgliederung der Richtlinien in 3a und 3b aufgegliedert ist. Zusammen entfallen auf diese Gruppe 401 Operationen je Abteilung und Jahr. Damit stellt diese Gruppe den größten Tätigkeitsschwerpunkt der chirurgischen Abteilungen des Kammerbereiches Nordrhein dar. Den zweiten Schwerpunkt bilden die Operationen der Gruppe 4 und 6 (Stütz- und Bewegungssystem sowie Unfallchirurgie), zusammen 423 Eingriffe. Den Rest bilden die Gruppen 1, 2, 5 und 7, die zusammen insgesamt 186 Eingriffe pro Jahr ausmachen

Zukünftige Aspekte

Es wurde versucht, ein ungefähres Abbild dessen zu gewinnen, was typischer Inhalt chirurgisch operativer Tätigkeit ist. Damit ist keineswegs ein vollständiges Abbild dessen, was Chirurgie ist oder sein kann, gegeben. Der Verkürzung, die mit solchen Schematisierungen einhergeht, sind wir uns durchaus bewußt gewesen. Es erschien uns je-

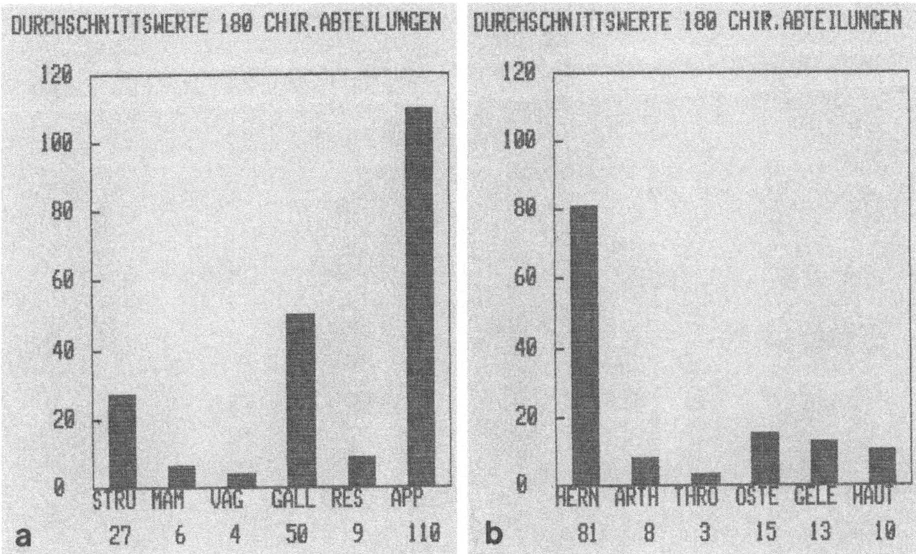

Abb. 4. a. Aus jeder der zuvor dargestellten Gruppen sind einzelne Eingriffe an einem Organ oder Organsystem herausgegriffen worden, um deren absolute Häufigkeit zu ermitteln. Unter den 12 ermittelten Eingriffen ist die Appendektomie mit 110 Eingriffen pro Abteilung und Jahr die relativ häufigste. Sie wird gefolgt von der Herniotomie mit 81 Eingriffen pro Abteilung und Jahr, die durchschnittliche Häufigkeit der Eingriffe an den Gallenwegen beträgt 50 pro Jahr, die Eingriffe an der Schilddrüse 27 pro Abteilung und Jahr. Recht auffällig ist die geringe Zahl von Eingriffen an der Mamma, die geringe Zahl von Vagotomien, 9 Resektionen von Dünn- und Dickdarm pro Abteilung und Jahr. **b.** Zahl der Arthrotomien, Thrombektomien, der Osteosynthesen langer Röhrenknochen, Gelenkeingriffe und plastisch-chirurgischer Eingriffe an der Haut

Abb. 5. Relativer Soll-Ist-Vergleich unter Zugrundelegung der bereits erläuterten Überlegungen. Die Abb. zeigt Vergleiche hinsichtlich der relativen Häufigkeit von Eingriffen, wie sie nach den Richtlinien gefordert werden, wie sie den Operationen, die von Assistenten in Weiterbildung durchgeführt werden, zuzuordnen sind und wie sie sich in der Gesamtheit aller ermittelten Operationen ergeben. Es handelt sich um einen Vergleich von relativen Häufigkeiten, der erst durch die Ermittlung der absoluten Zahlen definitive Rückschlüsse gestattet. Deutliche Diskrepanzen zwischen dem relativen Richtliniensoll und dem ermittelten Ist der Durchschnittswerte aller Abteilungen sind ein Anlaß, Mißverhältnisse einer sorgfältigen Einzelbeobachtung hinsichtlich der Operationen einer Gruppe und einzelnen Operationen in dieser Gruppe zu unterziehen

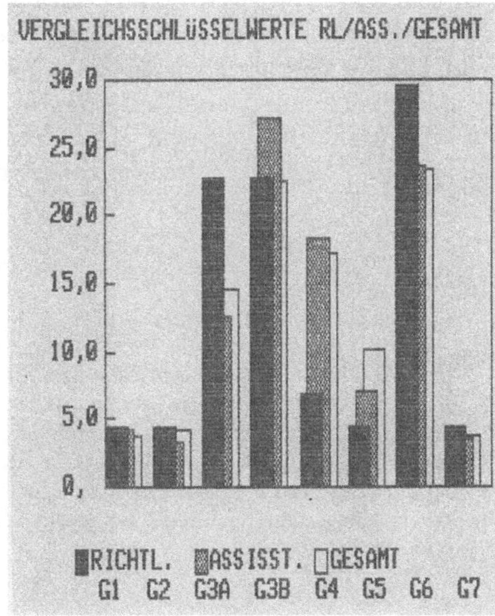

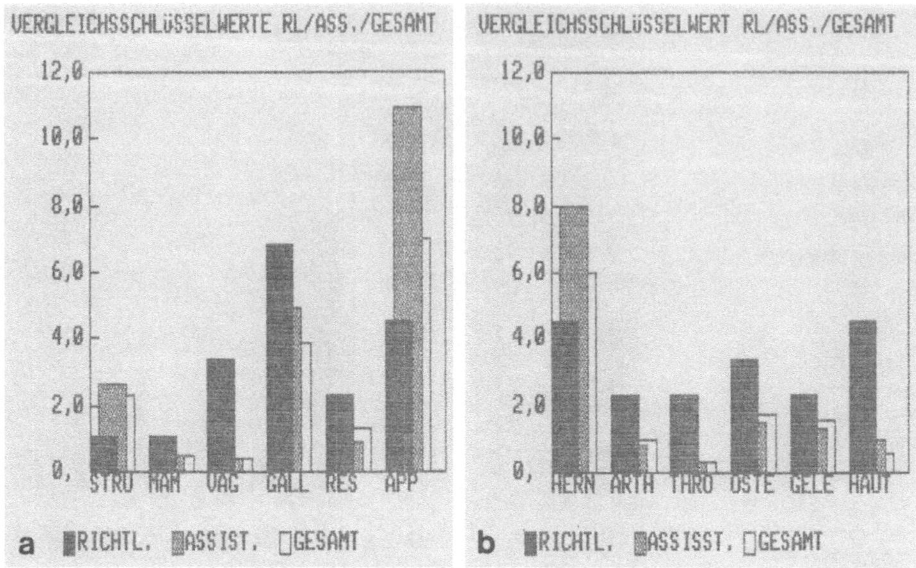

Abb. 6a, b. Hier sind die gleichen Überlegungen, bezogen auf einzelne Operationen, dargestellt worden. Vergleich der relativen Häufigkeit der Operation in der Richtlinie und in den im einzelnen ermittelten Durchschnittswerten. Deutlich erkennbar ist, daß die Zahl der Häufigkeitsverteilung bei Eingriffen an der Schilddrüse, bei Appendektomien und bei Herniotomien die Häufigkeit der Richtlinienforderungen relativ eindeutig übersteigt. Demgegenüber ist eine deutliche Diskrepanz in der relativen Häufigkeitsverteilung bei Richtlinienforderungen nach Vagotomien und deren absolute Häufigkeit festzustellen (s. auch Abb. 4a und b)

doch wichtig, die ermittelten Zahlen mit den auf empirischer Grundlage gewonnenen Richtlinieninhalten zu vergleichen. Diese Richtlinienforderungen stellen einen Standard dar. Ein wichtiges Kriterium eines Standards als Sollvorgabe ist dessen akzeptante und einleuchtende Gestaltung. Ferner muß er für eine ständige Überarbeitung offen sein. Die hier geführten Diskussionen bilden eine gute Grundlage dafür, den ermittelten Standard inhaltlich und mit Perspektiven für die Zukunft zu überarbeiten. Mit unserem Beitrag wurde versucht, eindeutige Grundlagen zu ermitteln, um nicht nur Meinungen auszutauschen, sondern Fakten zu vergleichen.

Literatur

1. Gesetz über die Kammern, die Berufsausübung, die Weiterbildung und die Berufsgerichtbarkeit der Ärzte, Apotheker, Tierärzte und Zahnärzte vom 30.7.1975 mit Änderung durch das Verwaltungsverfahrensrecht − Anpassungsgesetz vom 18.5.1982
2. Richtlinien über den Inhalt der Weiterbildung für die nordrheinischen Ärzte (1980)
3. Schäfer R (1987) Qualifikationsanforderungen im Gebiet und den Teilgebieten der Chirurgie. Informationen des Berufsverbandes der Deutschen Chirurgen e.V. [Suppl 1]
4. Weiterbildungsordnung für die nordrheinischen Ärzte vom 30.4.1977, geänderte Fassung vom 10.11.1984

Weiterbildung aus der Sicht des Chirurgen in nichtselbständiger Stellung

W. MUTSCHLER

Einleitung

Der rasante medizinisch-wissenschaftliche Fortschritt, die demographische Entwicklung in der Bundesrepublik Deutschland mit erheblichen Auswirkungen auf die Morbidität und Mortalität der Bevölkerung und ein vermehrter Einfluß von Gesetzgebung und Rechtsprechung auf das Gesundheitswesen verlangen eine permanente Überprüfung der Grundsätze ärztlicher Berufsausübung mit besonderer Berücksichtigung der Weiter- und Fortbildung und der Qualitätssicherung [12]. Für die Chirurgie gilt, daß die Zeiten relativer Ruhe nach Einführung und Abgrenzung der Teilgebiete vorüber sind und unter der Erwartung einer „Chirurgenschwemme" und einer zunehmenden Sub- und Superspezialisierung inhaltliche und strukturelle Fragen vielfältig diskutiert werden müssen.

Nach Schäfer [10] haben die Weiterbildungsordnungen dabei eine wichtige Funktion. Richtlinien über den Inhalt der Weiterbildung stellen eine Art Standardfestschreibung dessen dar, was, der traditionellen Entwicklung folgend, für ein Gebiet zu einem bestimmten Zeitpunkt als typisch und qualifizierend angesehen wird. Insofern hat gerade der Chirurg in nichtselbständiger Stellung eminentes Interesse an der Weiterbildungsordnung: Sie gibt ihm die fachlichen und organisatorischen Voraussetzungen für die Berufsausübung an, nach ihr können berufliche Möglichkeiten ausgelotet und Verdienstmöglichkeiten abgeschätzt werden [16]. Auch muß die Weiterbildungsordnung, um gültiger Standard zu bleiben, ständig fortgeschrieben werden und sich deshalb an der wissenschaftlichen Weiterentwicklung der Chirurgie und ihrer Teilgebiete orientieren. Wie eng diese Anbindung ist und wie schnell inhaltliche und strukturelle Neuanforderungen in die Weiterbildungsordnung umgesetzt werden, hängt von vielen Faktoren ab, nicht zuletzt von dem Engagement der Chirurgen aus der mittleren Generation, die ihre Bedingungen für weitere 25 Jahre Berufsausübung mit zu verantworten haben.

Strukturen der Weiterbildung

Für die Betrachtung der Weiterbildung in der Chirurgie unter Berücksichtigung der unfallchirurgischen Aufgabenstellung soll zunächst festgestellt werden, was in der derzeitigen fachlichen und organisatorischen Struktur unstrittig und was strittig ist. Hieraus können mittelfristige und langfristige Perspektiven entwickelt werden.

G. Hierholzer (Hrsg.)
Unfallchirurgie
© Springer-Verlag Berlin Heidelberg 1988

Fachliche Struktur

Fachlich ist *unstrittig*, daß die Chirurgie eine Fülle von Spezialaufgaben entwickelt hat. Die Spezialisierung, die in der inneren Medizin ebenso zu beobachten ist, wird von allen Seiten im Prinzip als die beste Möglichkeit anerkannt, für die Patienten Spitzenleistungen zu erbringen. Ob es um Organersatz oder rekonstruktive Mikrochirurgie geht, immer bedarf es qualifizierter Chirurgen, die die notwendige Zeit, die indikatorische und technisch-methodische Erfahrung, die apparative Ausstattung und eine adäquate Organisationsstruktur zur Verfügung stellen können. Aus der exponentiellen Wissensexplosion leitet sich auch für die wissenschaftliche Basis der Chirurgie ab, daß nur die Spezialisierung wissenschaftlichen Fortschritt bewirkt [7].

Strittig ist, wie weit die Spezialisierung und Subspezialisierung gehen soll. Wie ist z. B. eine funktionstüchtige chirurgische Kernklinik zu definieren, die garantiert, daß v. a. in den Krankenhäusern der Grund- und Regelversorgung das notwendige chirurgische Gesamtspektrum abgedeckt wird? Es sei hier an die Formel von Allgöwer V-W-E-I-T für die chirurgische Grundversorgung und ihre Ergänzungen durch Siewert [11] erinnert. Strittig ist dabei weniger, ob es solche Kernkliniken geben sollte, als vielmehr, ob sie unter einer Leitung stehen sollen.

Für die fachliche Struktur der *Unfallchirurgie* gilt *unstrittig*, daß in unserem Land heute in der Regel ein Verletzter von einem Chirurgen behandelt wird. So machen nach Rehn [9] Verletzte 40–50% des Arbeitsaufwandes einer chirurgischen Klinik aus. Auch wenn die überwiegende Zahl der Verletzungen isoliert den Stütz- und Bewegungsapparat betrifft, stellt dies nur einen Teilbereich der Traumatologie dar [8]. Mehrfachverletzte, polytraumatisierte Patienten und Problemfälle erfordern eine fachliche Erfahrung, die über eine reine Versorgung der Stütz- und Bewegungsorgane hinausgeht. Dem wird vor allem dadurch Rechnung getragen, daß Unfallchirurgen eine allgemeine chirurgische Ausbildung durchlaufen haben und nicht aus der klassischen Orthopädie übernommen sind.

Strittig ist zwischen den Allgemeinchirurgen, aber auch Anästhesisten, und den Unfallchirurgen, wie weit der Verantwortungsbereich des Unfallchirurgen geht. Zwischen der Maximalforderung, Patienten mit Verletzungen aller Lokalisationen und Arten vom Unfallort bis zur Rehabilitation zu behandeln, und der Minimaldefinition, Unfallchirurgie umfasse lediglich die Verletzungen der Stütz- und Bewegungsorgane, werden derzeit viele Modelle erprobt und diskutiert.

Die Wertung dieser Modelle darf dabei weniger auf der Ebene des Streites um „Gelegenheitsosteosynthesen" oder „Gelegenheitsmilzexstirpationen" erfolgen, sie muß vielmehr die wesentliche Frage der Organisationsführung berücksichtigen [13].

Organisatorische Struktur

Für die organisatorische Struktur ist *unstrittig* der allgemeine Grundsatz anerkannt, daß Fachgebiete einer eigenen Organisation bedürfen. Kein Chirurg fordert mehr die Rückkehr der Gynäkologie, Urologie oder Neurochirurgie in die Chirurgie und gesteht die volle organisatorische Selbständigkeit dieser Fächer zu. Auch sind inzwischen die Teilgebiete der Chirurgie prinzipiell anerkannt als Einheiten, die sich in der wissenschaftlichen Entwicklung herausbildeten und wissenschaftlich autonom sind, für die medizinische Versorgung der Bevölkerung eine Bedeutung haben und medizinisch sinnvoll und ökonomisch tragbar sind [2].

Nachdem Organisationsfragen stets Machtfragen darstellen und auch die Verdienstmöglichkeiten eine entscheidende Rolle spielen, muß es aber *strittig* bleiben, wie ausgeprägt eigene Infrastrukturen entwickelt werden dürfen. Hier beginnt die Auseinandersetzung an den Universitäten mit der Frage von Lehrstühlen für die einzelnen Teilgebiete; sie endet auf der Ebene der Krankenhäuser in der Regelversorgung, wo es um die Aufteilung von chirurgischen Abteilungen und ihre Finanzierbarkeit geht.

Betrachtet man die angeschnittenen Fragen unter dem Blickwinkel der zukünftigen Entwicklung der Chirurgie, wird man feststellen, daß in der Weiterbildungsordnung v. a. durch die fehlende Definition der Allgemeinchirurgie bei gleichzeitiger Betonung ihrer Dominanz wenig Perspektivisches angelegt ist.

Wie könnte die Weiterbildung in der Chirurgie aussehen? Einige Möglichkeiten, nicht durchgearbeitete Modelle, seien hier skizziert.

Zukünftige fachliche Struktur

Das fachliche Ziel jedes Chirurgen muß es auch in Zukunft sein, die bestmögliche Versorgung des Patienten zu gewährleisten. Der auch justitiable Maßstab hierfür ist das erreichte Resultat. Daher muß nach dem Erwerb von Kenntnissen in der allgemeinen Chirurgie der zunehmenden Spezialisierung in den verschiedenen Teilbereichen der Chirurgie stärker Rechnung getragen werden.

1. Die Grundlagen der Chirurgie in Diagnostik und Therapie sollten in einer 5jährigen „Grundausbildung" erworben werden. Nach dieser Zeit müßten Kenntnisse und Erfahrungen in der Diagnostik, der Indikationsstellung, der operativen und konservativen Behandlung aller häufigen chirurgischen Erkrankungen und Verletzungen einschließlich der Notfallmaßnahmen verlangt werden können. Für Chirurgen, die eine Krankenhauslaufbahn anstreben, schlösse sich die Qualifizierung in einem Teilbereich an.

Mindestens 1 Jahr, möglichst 2 Jahre dieser „Grundausbildung" sollten an Krankenhäusern der Grund- und Regelversorgung abgeleistet werden. Nach dem Krankenhausbedarfsplan z. B. des Landes Baden-Württemberg umfassen diese Krankenhaustypen 77% aller Betten [5]. Daher sollten alle Chirurgen Aufgaben, Leistungsbreite und Struktur derartiger Kliniken kennenlernen. Der Operationskatalog wäre z. B. durch die Reduzierung der großen Eingriffe am Abdomen entsprechend zu ändern. Dieser Ausbildungsabschnitt könnte mit der Bezeichnung „Arzt für Chirurgie" abschließen, für die anschließende Ausbildung im Teilgebiet sollten keine Zeiten anrechenbar sein.

2. Bei einer Neufassung der Weiterbildungsordnung käme es darauf an, ein neues Teilgebiet viszerale und endokrine Chirurgie mit Schwerpunkt Abdominalchirurgie zu schaffen. Damit würde die „Allgemeinchirurgie" nicht mehr definiert als der „jeweilige verbliebene Rest der Chirurgie" [11], sondern würde den Leistungsbereich umfassen, den sie an den Universitäten und großen Krankenhäusern tatsächlich bietet. Der Vorteil läge in einer genauen Definition des Gebietes und einer anerkannten Weiterbildungsqualifikation. Wenn man z. B. an die anhaltende Diskussion um Bereiche wie die Proktologie, Endoskopie und Sonographie denkt, blieben dem Viszeralchirurgen genügend Aufgabenbereiche und Ausweitungsmöglichkeiten.

Dem Teilgebiet viszerale/endokrine Chirurgie gleichberechtigt wären das Teilgebiet Unfallchirurgie und die Thorax- und Kardiovaskularchirurgie. Um diese 3 Schwerpunktteilgebiete könnten sich die anderen Teilgebiete mit unterschiedlichen Vernetzungen gruppieren.

Generell sollte die Weiterbildung im Teilgebiet 3 Jahre betragen und an selbständigen Abteilungen abzuleisten sein. Auch die Weiterbildung im Teilgebiet Unfallchirurgie müßte auf diese 3 Jahre verlängert werden und die Neurotraumatologie, Intensivmedizin und Orthopädie berücksichtigen. Die Operationskataloge wären entsprechend zu modifizieren.

3. Für alle Formen der Weiterbildung sind eine Präzision des Weiterbildungsstoffes und des Zeitplanes der Weiterbildung notwendig. Eine Verpflichtung zur Qualitätskontrolle und zur Fortbildung auch des zur Weiterbildung Ermächtigten sollte obligat sein.

Zukünftige organisatorische Struktur

Die vielfachen Anforderungen an die Chirurgie von heute und morgen verlangen die Ausbildung von Spezialisten, die auch berufliche Positionen besetzen, aus denen heraus ihre Tätigkeit möglich wird und die dem Umfang ihrer anteiligen Arbeit im Krankenhaus gerecht wird. Die vorgeschlagene lange Weiterbildungszeit mit einem Minimum von 8 Jahren und der Übernahme einer leitenden Position nach etwa 10 Jahren erfordert eine adäquate berufliche Position als Perspektive. Dabei ist zu berücksichtigen, daß nach der Weiterbildungsordnung ein Chirurg mit Teilgebietsbezeichnung überwiegend in diesem Gebiet tätig zu sein hat [14].

Hieraus leitet sich ein Plädoyer für die Aufgliederung der fachlichen Spitze und für den Verbund der fachlichen Basis ab. Dem Argument, nur ein zentraler Lehrstuhl oder eine zentrale Chefarztposition würden sinnvoll und erfolgreich die organisatorische Verklammerung auseinanderstrebender Spezialdisziplinen gewährleisten [11], ist folgendes entgegenzuhalten: Die Einheit der Chirurgie bedeutet nicht die Abhängigkeit von einer Person. Das Beispiel der deutschen Universitätskliniken unter einer Leitung zeigt, daß gerade dort gewisse Schwerpunkte gesetzt und andere Gebiete vernachlässigt werden. Auch ist daran zu denken, daß Motivation und Effizienz eng mit dem Freiraum an Eigenverantwortung gekoppelt sind und daß wissenschaftlicher Fortschritt am ehesten mit eigenem Etat und eigenem Personal zu erreichen ist. Schließlich muß berücksichtigt werden, daß der sog. Spezialist dem „Allgemeinchirurgen" das notwendige Basiswissen vermittelt.

Hierholzer [4] hat deutlich gemacht, daß die Aufgliederung der fachlichen Spitze und der Verbund der fachlichen Basis Kooperationsmodelle für gemeinsame Aufgaben wie Grundweiterbildung, Intensivmedizin oder Ambulanzen zwingend notwendig macht. Daher sind bei selbständigen Teilbereichen die Möglichkeiten der Rotation in den verantwortlichen Positionen (ärztlicher Direktor) zu erwägen, eine Rotation und ein gemeinsamer Bereitschaftsdienst aller Assistenten zu gewährleisten und gemeinsame alltägliche Veranstaltungen zu planen. Für die Krankenhäuser der Grund- und Regelversorgung empfiehlt sich ein integrierter Oberarztdienst, der für eine Position mit fachlichem Schwerpunkt und gegenseitiger Vertretung qualifiziert. Die Oberärzte in den Krankenhäusern der Zentralversorgung und Maximalversorgung werden die Qualifikation für die Übernahme einer selbständigen Abteilung anstreben.

116

In der Praxis zeigt sich, daß die oben erhobenen Forderungen für die Teilgebietsweiterbildung zumindest in der Unfallchirurgie teilweise bereits erfüllt und daß Dauerpositionen für Unfallchirurgen sinnvoll und möglich sind. In den politischen Gremien setzt sich die Einsicht durch, daß bei Krankenhäusern der Zentralversorgung die Teilung der Chirurgie in wenigstens 2 sich ergänzende Abteilungen Vorteile hat. Chirurgische Abteilungen mit etwa 100 Betten könnten ähnlich strukturiert werden, wenn die vorhandene Krankenhausdichte mehr im Sinne der regionalen Ergänzung berücksichtigt würde. An den Universitäten ist die Sicherstellung von Forschung und Lehre durch den Ausbau oder die Errichtung neuer unfallchirurgischer Lehrstühle noch nicht gewährleistet.

Zusammenfassung

Die Zukunft der Chirurgie wird entscheidend von der Art und Quantität der chirurgischen Erkrankungen und von dem Leistungsstandard und der Anzahl der Chirurgen bestimmt werden. Die Weiterbildung hat daher Entwicklungen in der Morbidität der Bevölkerung zu reflektieren und die erforderliche medizinische Strategie zu berücksichtigen. Dies muß Auswirkungen auf ihre Inhalte, von der Definition der Gebiete und Teilgebiete bis hin zur Festlegung der Operationskataloge, haben.

Gerade für den Chirurgen in nichtselbständiger Stellung ist die Weiterbildungsordnung nicht nur rechtsverbindliche Grundlage für die gegenwärtigen fachlichen und strukturellen Voraussetzungen der Chirurgie, sie gibt ihm auch die Möglichkeit, durch wissenschaftliches und berufspolitisches Engagement medizinische Inhalte und Strukturen fortzuschreiben. Mögliche Modelle für die zukünftige fachliche und organisatorische Struktur der Chirurgie werden skizziert.

Literatur

1. Deutsche Gesellschaft für Chirurgie (1980) Neue Richtlinien über den Inhalt der Weiterbildung. Beilage zu Mitteilungen 4
2. Gesundheits- und sozialpolitische Vorstellungen der deutschen Ärzteschaft (1986) 89. Deutscher Ärztetag
3. Hempel K (1985) Zum Thema: Der Beruf des Chirurgen im Jahr 2000. Inform Berufsverb Dtsch Chir 10: 137
4. Hierholzer G (1986) Aktuelle Strukturfragen zum Fachgebiet Chirurgie. Unfallchirurgie 12: 225
5. Krankenhausbedarfsplan II des Landes Baden-Württemberg (1983) Sonderdruck zum Staatsanzeiger 28
6. Müller-Osten W (1986) Der Chirurg heute. Springer, Berlin Heidelberg New York Tokyo
7. Mutschler W (1986) Aufgaben und Selbstverständnis des jungen Unfallchirurgen. Hefte Unfallheilkd 181: 15
8. Probst J (1986) Chirurgie oder Allgemeinchirurgie? Versuche einer Standort- und Begriffsbestimmung aus der Sicht der Unfallchirurgie (Mitteilungen). Dtsch Ges Unfallheilkd 15: 19
9. Rehn J (1972) Eröffnungsansprache des Präsidenten. Hefte Unfallheilkd 110: 1
10. Schäfer R (1987) Qualifikationsanforderungen im Gebiet und den Teilgebieten der Chirurgie. Inform Berufsverb Dtsch Chir [Suppl] 1: 4
11. Siewert J R (1986) Ansprache des Präsidenten der Vereinigung der Bayer. Chirurgen am 17. Juli 1986 (Mitteilungen). Dtsch Ges Chir 4: 113

12. Vilmar K (1986) Chirurgie zwischen Kostendruck und Humanität (Mitteilungen). Dtsch Ges Unfall-
    heilkd 14: 16
13. Weller S (1986) Unfallchirurgie im Spannungsfeld zwischen Spezialisierung und Integration (Mit-
    teilungen). Dtsch Ges Chir 4: 116
14. Weiterbildungsordnung der Landesärztekammer Baden-Württemberg (1980). Ärztebl BW 5

Abschlußdiskussion

Leitung: S. WELLER

Schlußfolgerung und Ausblick

Zusammengefaßt von G. HIERHOLZER und J. ENGELBRECHT

Das Abschlußgespräch wird von Weller mit der folgenden Feststellung eingeleitet: Eine integrierte oder selbständige unfallchirurgische Abteilung ist in einem Krankenhaus als ein Schwerpunkt anzusehen, der sich sinnvollerweise an dem Konzept der berufsgenossenschaftlichen Globalversorgung (Probst) von Verletzungen aller Art orientieren sollte. Er schlägt vor, die Diskussion nach den folgenden 5 Gesichtspunkten zu gliedern:

1. Definition der Begriffe „Unfallchirurgie und Allgemeinchirurgie"
2. Frage der organisatorischen Struktur einer chirurgischen Klinik bzw. einer chirurgischen Krankenhausabteilung
3. Kooperation zwischen den Schwerpunktbereichen
4. Sicherstellung der Aus- und Weiterbildung
5. Zukunft der Unfallchirurgie

Ad 1: Definition der Begriffe Unfallchirurgie und Allgemeinchirurgie. Esser ermahnt die Kollegen, dafür zu sorgen, daß eine Aufwertung des Schwerpunktes Unfallchirurgie nicht zu einer Abwertung der Allgemeinchirurgie führt. Er läßt keinen Zweifel an der Notwendigkeit, unfallchirurgische Abteilungen an chirurgischen Kliniken einzurichten. Er verweist andererseits auch auf die räumlichen und personellen Voraussetzungen zur Schaffung derartiger Schwerpunkte, die nicht Trennung, sondern Aufteilung in Arbeitsbereiche bedeuten sollen. Er appelliert an die Kollegialität unter den Chirurgen und weist auf die Notwendigkeit der Zusammenarbeit in einer Klinik hin. Nur so könne eine Verbesserung der Behandlung des Patienten bewirkt werden. Weller unterstützt diese Ausführungen und Forderungen, er sieht darin einen wesentlichen Teil unserer ärztlich-ethischen Aufgabe.

Troidl empfiehlt, in die Überlegungen zur Struktur chirurgischer Kliniken Art und Zahl der Patienten einzubeziehen. Nach seinen Angaben entfallen 60% auf die „Allgemeinchirurgie", 24% auf die „Unfallchirurgie" und 10% auf die „Gefäßchirurgie". Muhr kritisiert die Angaben und stellt die Frage nach der Zuordnung der nicht operativ behandelten Frakturen, der stumpfen Brustkorb- und Bauchtraumen, der Wirbelsäulen- und Gelenkverletzungen. Unfallchirurgie kann nicht nur gleichbedeutend mit dem Begriff „Osteosynthese" sein.

Manche Chirurgen wenden sich sehr gegen die Formulierung „Viszeralchirurgie", die aber nach Stürmer in ihrer weitergehenden ethymologischen Bedeutung gesehen werden muß. Viscus beinhaltet mehr als die Eingeweide und bezieht sich auch auf alle unter der Haut liegenden Weichteilgewebe. Weller sieht sehr wohl die Möglichkeit, den Begriff der Viszeralchirurgie zu verwenden, sofern man nämlich die Chirurgie als ein

G. Hierholzer (Hrsg.)
Unfallchirurgie
© Springer-Verlag Berlin Heidelberg 1988

Dach für alle darunter einzuordnenden Arbeitsbereiche ansieht. Die weitere Diskussion zeigt, daß die Aufgaben nicht in einer Maximal- oder Minimaldefinition der jeweiligen Arbeitsbereiche liegen können. Es bedeutet schon viel, verschiedene Schwerpunkte in der Chirurgie als solche zu erkennen. Danach ergibt sich allerdings die Aufgabe, adäquate Struktur- und Lösungsvorschläge aufzuzeigen. Diese haben örtliche Merkmale eines Krankenhauses, den Weiterbildungsgang des leitenden Chirurgen und die Zusammenarbeit benachbarter Kliniken zu berücksichtigen.

Kern diskutiert nochmals die Bezeichnung „Allgemeinchirurgie". Der Begriff ist nicht offiziell, er steht in keinem Lexikon, und es gibt z. B. keine Gesellschaft für Allgemeinchirurgie. Dennoch wird die Formulierung allseits verwendet. Dagegen gibt es aber die „allgemeine Chirurgie" als die wissenschaftliche Grundlage der Chirurgie in Parenthese zur allgemeinen und speziellen Pathologie. Kern stellt die berechtigt erscheinende Frage, ob die Einführung der Teilgebiete für die Chirurgie wirklich vorteilhaft war. In Übereinstimmung mit anderen Diskussionsteilnehmern zieht er die Bezeichnung „Chirurg" vor, wobei in Klammern ein Schwerpunkt, z. B. „Unfallchirurgie", angefügt sein kann. Kern hat die Besorgnis, daß sich die derzeitige Weiterbildung für denjenigen nachteilig auswirkt, der sich als sog. Allgemeinchirurg anschließend nicht in einem Teilgebiet weiterbildet und damit nicht eine Zusatzbezeichnung aufweisen kann.

Aus diesen Bemerkungen wird deutlich, wie diskussionsbedürftig die Weiterbildung und die chirurgische Tätigkeit nach der Facharztqualifikation sind (Peiper, Streicher). Im Gegensatz zur Tätigkeit des „Allgemeinchirurgen" kann der Chirurg in einem Teilgebiet eine Sonderqualifikation erwerben, die einerseits Vorteile hat, andererseits aber fachliche Einengung bewirkt. Weller stellt deshalb nochmals die Frage, ob der Begriff „Viszeralchirurgie" in dem von Kern genannten Sinne nicht doch eine wünschenswerte Auswirkung habe. „Allgemeinchirurgie geht jeden an, alles andere ist spezielle Chirurgie" (Streicher), auch diese Beschreibung dient dem Bemühen um eine Definitionsfindung. Einer entsprechenden sinnvollen Aufgabenteilung unter dem Dachbegriff Chirurgie schließt sich auch Kuner an und verweist auf die von Schwaiger eingeführte Regelung in der Chirurgischen Universitätsklinik in Freiburg/Br.

Jungbluth schlägt vor, bei der Frage der Definition ätiologische Gesichtspunkte stärker zu berücksichtigen, sein Beitrag wie auch diejenigen von Gruenagel, Bähr und Hempel zeigen, daß die Definitionsfrage derzeit sicher nicht vollständig gelöst werden kann. Es kommt vielmehr darauf an, in einer Klinik die verschiedenen Schwerpunkte abzudecken und dafür eine funktionsfähige Organisationsform zu finden. Aus örtlichen Gegebenheiten, aus Gründen der unterschiedlichen fachlichen Schwerpunkte und Interessen der leitenden Chirurgen kann diese nicht überall deckungsgleich sein.

Peiper sieht in Verbindung mit einer zu weit gehenden Bemühung um Definition auch die Gefahr einer Manipulation. Er hält die Pathogenese als ein übergeordnetes Prinzip zur Definition für gefährlich und empfiehlt stattdessen die organbezogene Definition. Hempel erinnert an die Definition der Chirurgie, die in den Mitteilungen der Deutschen Gesellschaft für Chirurgie und in den Informationen des Berufsverbandes unter dem Titel „Definition und Aufgabenbereich der Chirurgie und ihrer Teilgebiete" publiziert wurde. Er weist auf die Gefahr einer Entwicklung der Chirurgie zur „Organchirurgie" hin, wie sie z. B. in Frankreich besteht.

Ad 2: Frage der organisatorischen Struktur einer chirurgischen Klinik bzw. einer chirurgischen Krankenhausabteilung. Weller schlägt vor, bei der Besprechung dieses Punktes nicht nur kritikwürdige Erfahrungen und Beispiele anzubringen, sondern auch auf funktionierende Modelle und Kliniken hinzuweisen, die, wenn auch in unterschiedlicher Weise, eine effektive Zusammenarbeit zwischen den leitenden Chirurgen mit verschiedenen Schwerpunkten praktizieren. Die Zielsetzung einer „Kernklinik", die u. a. von Siewert vertreten wird, ist in ihrem fachlichen Inhalt zu unterstreichen. Weller sieht allerdings einen Widerspruch zu den gezogenen personellen und organisatorischen Konsequenzen. Zur Organisationsstruktur äußern sich Eigler und Kern. Eine gemeinsame Zielsetzung genügt nicht, um die Fragen der täglichen Zusammenarbeit ohne Schwierigkeiten zu lösen. Paragraphen und Definitionen bringen oft keine Lösung, erfolgversprechender ist die kollegiale und zwischenmenschliche Beziehung (Pfister). Kern legt die Struktur des Würzburger Modells dar und verweist darauf, daß die Oberärzte Kenntnisse in der gesamten Chirurgie haben und die Akutsituationen beherrschen müssen. Eine Spezialisierung soll erst einsetzen, sofern der Chirurg seine „Endstellung" hat. Kern setzt sich kritisch mit der Frage der Rotation in chirurgischen Zentren auseinander und verweist darauf, daß diese nicht überall gewährleistet sei. Er sieht darin einen zentralen Gesichtspunkt. Die Forderung wird von Eigler, Mutschler, Rüter, Wellmer u. a. bekräftigt. Wellmer berichtet, daß auch in seiner Klinik seit Jahren bereits eine Schwerpunktbildung für Allgemeinchirurgie, Unfallchirurgie, Thorax- und Gefäßchirurgie, Kinderchirurgie besteht. Allerdings beinhaltet diese Organisationsform nicht eine jeweils vollständige Abteilungsbildung. Havemann sieht es als zeitgemäß an, die Schwerpunktbildung personell und organisatorisch konsequent zu vollziehen. Er räumt aber die Notwendigkeit individueller Lösungsformen ein.

Vorgetragene ergänzende Modellbeispiele demonstrieren den offenkundigen Willen für eine gemeinsame Lösung und zeigen die grundsätzliche Bereitschaft der Unfallchirurgen zur Kooperation. Trentz verweist auf das fachlich, organisatorisch und zwischenmenschlich sehr gut funktionierende Strukturmodell an der Chirurgischen Universitätsklinik in Homburg. Bezeichnende Merkmale dafür sind die Rotation des geschäftsführenden Direktors, die gemeinsame Einstellung und Weiterbildung von Assistenten, die integrierende Arbeit der Funktionsbereiche einschließlich der Intensivstation und der Poliklinik. Eigler appelliert an alle, im täglichen Arbeitsablauf auch an den Stellen einen Beitrag zur Gemeinsamkeit zu leisten, die nicht im unmittelbaren Interesse des einzelnen Schwerpunktes liegen. Nur so könne Verbund verwirklicht und Chirurgie nach außen hin gemeinsam dargestellt werden. Belastungen, Probleme und ungelöste Fragen dürfen nicht den Gedanken einer Separation aufkommen lassen. Die Diskussionsbeiträge der Unfallchirurgen lassen an dem Wunsch nach einer gemeinsamen und kollegialen Lösung aller Fragen keinen Zweifel.

Peiper spricht das Problem der beruflichen Laufbahn der jüngeren Kollegen an. Er verweist auf die für die Universitäten gültigen Hochschulgesetze mit der strengen Festlegung der Struktur. Den Hochschullehrern stehe nicht das Instrument einer flexiblen Handhabung zur Verfügung. Die Gesetze lassen keinen Ermessensspielraum, um die Strukturfragen nach ausschließlich fachlichen Gesichtspunkten fortzuschreiben. Er weist auf die Schwierigkeit hin, den organisatorischen Zusammenhalt in einem Zentrum zu gewährleisten. Dieser sei aber für die jüngeren Mitarbeiter im Sinne einer umfassenden Weiterbildung notwendig. Bestehende gesetzliche Regelungen und Zuständigkeiten behindern z. B. die Rotation, und so werden die obengenannten einvernehmlichen Forderungen mancherorts nur teilweise verwirklicht. Peiper diskutiert Weiterbildung und Verbund bewußt auch im Hinblick auf das Ziel, Mitarbeiter bestmöglich für eine später zu erreichende Chefarztposition vorzubereiten und der damit verbundenen Verantwortung gerecht zu werden. Er plädiert dafür, auch aus diesen Gründen über einen selbstgewählten Zwang den Zusammenhalt zu gewährleisten.

Ad 3: Kooperation zwischen den Schwerpunktbereichen. Rüter greift die bisher nicht einheitlich beantwortete Frage der Zuständigkeit für polytraumatisierte Patienten auf. Nach seiner Auffassung sollte der Unfallchirurg in organisatorischer Hinsicht zuständig sein und dabei selbstverständlich seine fachliche Kompetenz im Auge behalten. An seiner Klinik werden polytraumatisierte Patienten je nach Schweregrad gemeinsam mit den allgemeinchirurgischen Kollegen versorgt. Verschiedene Diskussionsredner verweisen auf negative organisatorische Erfahrungen. Nach ursprünglich hervorragender Versorgung einer Bauchverletzung dürfen Patienten z. B. nicht verspätet der operativen Versorgung einer Beckenringverletzung zugeführt werden, zu einem Zeitpunkt, der dann nicht mehr eine optimale Therapie zuläßt. Gegenüber der organisatorischen Federführung erscheint einigen Diskussionsrednern die Forderung noch wichtiger, daß sich die Tätigkeit der Mitarbeiter bei der Versorgung von polytraumatisierten Patienten nicht auf einen speziellen Schwerpunkt beschränkt.

Nach Angaben von Tscherne wird in Hannover eine so hochspezialisierte Chirurgie betrieben, daß dort ein gemeinsamer Bereitschaftsdienst im Oberarztbereich nicht möglich ist. Andererseits könne nicht gefordert werden, zu jeder Thorax- oder Bauchverletzung einen Spezialisten hinzuzuziehen. Die Hinzuziehung sei bei besonderen Problemen angezeigt, wie z. B. beim Vorliegen einer Pankreasverletzung, nicht jedoch bei den überwiegend relativ leicht zu beherrschenden Aufgaben nach Bauchtraumen mit Milz-, Leber- oder Darmverletzungen. Dieser letzte Gesichtspunkt wird auch von Gotzen vertreten, der die Hauptaufgabe des Unfallchirurgen beim Polytraumatisierten im „Management" sieht, wobei zu entscheiden ist, ob dieser eine Thorax- oder Bauchverletzung selbst operativ versorgt oder assistiert.

Hertel greift nochmals die Versorgung der Verletzungen der Bauchorgane auf, da die Zuständigkeit von den Diskussionsrednern nicht ganz einheitlich gesehen wird. Die Regelung an seiner Klinik entspricht dem von Trentz vorgestellten Modell. Er sieht sehr wohl die Möglichkeit, das kollegiale Prinzip auch für diese Eingriffe zu praktizieren. Muhr vertritt die Auffassung, daß der Unfallchirurg sehr wohl für die Großzahl der bauchchirurgischen Eingriffe nach Verletzungen ausgebildet und trainiert sein müsse. Diese Forderung stehe nicht im Widerspruch zu dem Konsultationsprinzip. Von der Notwendigkeit der Weiterbildung des Unfallchirurgen in der Behandlung der Körperhöhlenverletzungen könne man nicht abgehen.

Weller greift nochmals die Frage der Zuständigkeit für das berufsgenossenschaftliche Heilverfahren auf. Die Zulassung zum §-6-Verfahren kann durchaus an einen der leitenden Chirurgen in einem Zentrum übertragen werden, ohne der Forderung nach Verbund entgegenzustehen. Seidler legt als Jurist das Konzept der Berufsgenossenschaften dar. Für diese ist derjenige Arzt zur Versorgung eines Verletzten am geeignetsten, der die zu lösende Aufgabe am besten beherrscht. Er betont die Bedeutung der Leitfunktion und der Verantwortung im Gesamtzusammenhang. Der Unfallarzt erscheint ihm am besten vorgebildet und vorbereitet, um für den Verletzten die richtigen Maßnahmen einzuleiten und zu treffen.

Die Leitfunktion ist für die Berufsgenossenschaften auch wichtig, um den Verlauf und die Steuerung des Heilverfahrens mit allen geeigneten Mitteln und rechtlichen Konsequenzen zu gewährleisten. Seidler hält deshalb die Spezialisierung in der Chirurgie für geboten und auch für erfolgreich. Einen Teil der Kompetenzfragen zwischen Allgemeinchirurgen und Unfallchirurgen könne er nicht verstehen und frage sich, ob die Bezeichnung Allgemeinchirurg heute noch ausreichend und genügend beschreibend sei. Er verweist auf das Dach des Fachgebietes Chirurgie, unter dem die Spezialisierung hinsichtlich Struktur und Organisation in einer Klinik gewährleistet sein müsse.

Ad 4: Sicherstellung der Aus- und Weiterbildung. Chirurgische Zentren mit gegliederter Struktur der Schwerpunkte bieten vorteilhafte Weiterbildungsbedingungen, sofern das Prinzip der Rotation eingehalten wird (Mutschler). Eine konsequent geplante Weiterbildung führt nicht nur zur fachlichen Qualifikation, sie zeigt dem Arzt auch seine Fähigkeiten für eine spätere Weiterbildung in einem der Schwerpunkte auf (Troidl). An Universitätszentren sollte der Weiterbildungsgang die wissenschaftliche Laufbahn eines jungen Kollegen mit berücksichtigen (Hierholzer).

Wellmer berichtet über die Regelung an seiner Klinik. Hervorzuheben ist die zentrale Notaufnahme mit einem organisierten Bereitschaftsdienst, der rund um die Uhr die Zusammenarbeit der Chirurgen mit unterschiedlichem Schwerpunkt einschließlich der Konsultation des Anästhesisten und des Neurochirurgen gewährleistet. Er bekennt sich ausdrücklich zu der Einbindung der verschiedenen fachlichen Schwerpunkte in die Behandlungs- und Weiterbildungsaufgabe. Er appelliert an alle, die Vorstellung einer Alleinzuständigkeit nicht mehr aufzunehmen. Gotzen räumt ein, daß gemeinsame Zielsetzungen im Alltag nicht vor leidvollen Erfahrungen schützen. Zum Beispiel könne auch eine Überlastung dazu führen, Fortbildungsveranstaltungen nicht mehr gemeinsam wahrzunehmen oder Röntgenbesprechungen nach Schwerpunkten aufzuteilen. Um so mehr sehen die Diskussionsteilnehmer im Grundkonsens eine wichtige Voraussetzung zur Lösung von Schwierigkeiten.

Greif weist aus der Sicht eines kommunalen Krankenhauses auf die Frage des Stellenschlüssels als ein wesentliches Instrument zur Bewältigung der gestellten chirurgischen Aufgabe hin. Er sieht in dem von Pfister vorgetragenen Stellenschlüssel von 1 : 3 : 9 für 76 Betten eine hervorragende Voraussetzung für die sachgerechte Durchführung der klinischen Arbeit und der Weiterbildungsaufgaben und fordert dazu auf, die Stellenfrage auch nach außen mit Konsequenz zu vertreten. Diese Anregung wird von Bähr unterstützt. In Karlsruhe ist auf Anregung der Chirurgen ein Prüfinstitut eingeschaltet worden. Aufgrund der ermittelten Zahlen sei ihm und Pfister schließlich der vorhin genannte Stellenschlüssel zugesprochen worden. Zusammenfassend zeigt die Diskussion die Notwendigkeit einer verbundartigen Aus- und Weiterbildung in einer chirurgischen Klinik und in einem chirurgischen Zentrum (Hierholzer). Diese Erkenntnis ist nicht zuletzt bei der Organisation des Bereitschaftsdienstes von Assistenz- und Oberärzten zu berücksichtigen.

Nach Schäfer sind die Weiterbildungsordnung, die zukünftige organisatorische Planung und die Frage des Stellenschlüssels immer wieder zu überprüfen. Dazu ist eine verläßliche Dokumentation erforderlich. Dies gelte für alle Gebiete der Medizin. Die Ärztekammer sei auf die Mitarbeit der Kollegen angewiesen, um die richtigen Konsequenzen für die Zukunft ziehen zu können. Weller setzt sich für eine faire, aber nicht zu scharfe Abgrenzung zur Orthopädie ein. Strenge Grenzen, Gebote oder gar Operationsverbote führen nur zu Schwierigkeiten. Die praktische Zusammenarbeit mit den benachbarten Orthopäden (Hierholzer) zeigt, daß es dafür auch keine Notwendigkeit gibt und die Zuständigkeiten im wesentlichen eingehalten werden.

Ad 5: Zukunft der Unfallchirurgie. Aus der Sicht des Berufsverbandes prognostiziert Hempel für die Zukunft eine weitere Tendenz der Spezialisierung. Er verweist auf die Entwicklung in Amerika und glaubt, daß diese durch die große Zahl nachrückender junger Kollegen verstärkt werde. Mit einer Subspezialisierung steige aber die Gefahr, Gesamtzusammenhänge aus dem Auge zu verlieren und die Chirurgie nicht mehr als Ganzes zu sehen. Es wird die Aufgabe der Älteren sei, die Entwicklung dahingehend zu beobachten und die junge Kollegenschaft zu informieren und anzuleiten. Das berechtigte Bemühen, eine berufliche Lebensposition zu bekommen, sollte nicht um den Preis einer unbegründeten Subspezialisierung angestrebt werden. Weller weist auf die Gefahr hin, die sich aus der Beschäftigung mit internen Schwierigkeiten ergeben kann, indem man Entwicklungen von außen nicht oder nicht rechtzeitig erkennt.

Weller schließt das Gespräch mit der erfreulichen Bemerkung ab: „Keiner der Diskussionsredner hat einen Zweifel am Bekenntnis zur Chirurgie aufkommen lassen." Es ist damit eine wichtige Voraussetzung gegeben, alle noch offenen fachlichen und organisatorischen Fragen im chirurgischen Kollegenkreis zu lösen.

Sachverzeichnis

Ärztekammern 25–28, 56, 107–133
Akutkrankenhäuser 34, 40
Allgemeinchirurgie 3, 7, 11, 29, 30, 89,
    90, 95, 96, 121, 122
    (s. auch Chirurgie)
Ausbildung, studentische 36

Behandlungsfehler 63, 77–82
Bereitschaftsdienst 105, 116, 124
–, integrierter 5, 6, 92, 97
Berufsgenossenschaftliches Heilverfah-
    ren 35, 37, 49–53, 124
Berufsverband 65–69

Chirurgie, Bedarfsplanung 91, 113
–, Definition 121, 122
–, Einheit der 28–31, 55, 56, 63
–, Historische Entwicklung 3, 9–23,
    25–28
–, Organisatorische Struktur 33–40,
    43–47, 59–64, 114, 116, 123
–, Zukunftsfragen 89–101, 113–117

Deutsche Gesellschaft für Chirur-
    gie 29, 30, 55, 89
Deutscher Ärztetag 30

Experimentelle Chirurgie 29

Forschung 6, 33, 98

Gefäßchirurgie 7, 22, 25, 91, 96
Grundversorgung 40, 43, 60, 98, 116
Gutachterkommission 28, 77–82

Hochschulkliniken 33–41

Intensivmedizin, chirurgische 3, 35, 44,
    46, 100

Kardiovaskularchirurgie 22, 25–29, 96
Kernklinik 6, 89, 95, 96, 123
Kinderchirurgie 22, 25, 26, 30, 96
Krankenhausbedarfsplan 43

Lehrkrankenhaus 34, 40
Lehrstuhl, unfallchirurgischer 7, 33–41

Maximalversorgung 35, 43, 55, 95, 106
Mehrfachverletzung 4, 23, 27, 30, 34,
    35, 124

Operationskatalog 28, 31, 91, 104, 113,
    115
Orthopädie 4, 30

Polytrauma 45, 46, 52, 60

Regelversorgung 6, 38, 43–47, 95, 98,
    116

Schwerpunkte, chirurgische 3, 7, 56,
    67, 124
Schwerpunktkrankenhaus 43–47, 61
Schwerstverletzung 34, 35, 52, 74
Scultetus 9–20
Sektionen, s. Teilgebiete
Spezialisierung 9, 21–23, 33, 35, 114
Strukturreform 6, 7, 33, 95, 115

Teilgebiet 21, 25–28, 66–68, 89, 95–
    101, 113–116
Thorax-Kardiovaskularchirurgie 22,
    25, 96, 116
Transplantationschirurgie 25, 100
Traumatologie, s. Unfallchirurgie

Unfallchirurgie 3, 25, 29, 65, 71, 89,
    114, 121, 126
–, Aufgabenstellung 3, 33, 65
–, Definition 3, 29, 55, 121, 126
–, Historische Entwicklung 9, 11, 21
–, Organisatorische Struktur 114, 116,
    123.
–, Selbständige Abteilungen 26, 33, 37,
    43, 55

Universitätskliniken 95
Unfallversicherung, gesetzliche 49, 50
Unfallrettung 34, 55, 60, 74
Unfallpatient 4, 35
–, Erstversorgung 60, 63, 67

Viszeralchirurgie 60, 90–92, 99, 100,
    115, 121

Weichteilchirurgie 100
Weiterbildung 36, 37, 60, 91, 95–98,
    125
–, chirurgische 5, 22, 25–28, 31, 40,
    60, 61, 103, 107–113, 115, 125
–, Rotationsprinzip 36
–, unfallchirurgische 6, 26–28, 31, 36,
    40, 56, 59–64, 66–68, 92, 95, 103,
    107–112, 125
Weiterbildungsordnung 5, 26–28, 60,
    61, 103, 108–112, 115, 125
Wissenschaftsrat 34, 40

Zentralversorgung 43, 55
Zusammenarbeit 59–64
Zusatzbezeichnung 25

Hefte zur
Unfallheilkunde

Beihefte zur Zeitschrift „Der Unfallchirurg". Herausgeber: J. Rehn, L. Schweiberer, H. Tscherne

191. Heft: **L. Faupel**

Durchblutungsdynamik autologer Rippen- und Beckenspan-Transplantate

1988. Etwa 40 Abbildungen. Etwa 80 Seiten.
Broschiert DM 53,-. ISBN 3-540-18456-2

190. Heft: **J. W. Hanke**

Luxationsfrakturen des oberen Sprunggelenkes

Operative Behandlung und Spätergebnisse
1988. 76 Abbildungen, 16 Tabellen.
Etwa 145 Seiten. Broschiert DM 78,-.
ISBN 3-540-18225-X

189. Heft: **A. Pannike (Hrsg.)**

50. Jahrestagung der Deutschen Gesellschaft für Unfallheilkunde e.V. 19.–22. November 1986, Berlin

Präsident: H. Cotta
Redigiert von A. Pannike
1987. 486 Abbildungen. LXXV, 1243 Seiten.
(In zwei Bänden, die nur zusammen abgegeben
werden.) Broschiert DM 348,-. ISBN 3-540-17434-6

188. Heft: **R. Op den Winkel**

Primäre Dickdarmanastomosen bei Peritonitis – eine Kontraindikation?

1987. 102 Abbildungen. VIII, 122 Seiten.
Broschiert DM 98,-. ISBN 3-540-17428-1

187. Heft: **W. Hohenberger**

Postsplenektomie-Infektionen

**Klinische und tierexperimentelle
Untersuchungen zu Inzidenz, Ätiologie und
Prävention**
1987. 11 Abbildungen. XI, 112 Seiten.
Broschiert DM 46,-. ISBN 3-540-17429-X

186. Heft: **U. P. Schreinlechner (Hrsg.)**

Verletzungen des Schultergelenks

21. Jahrestagung der Österreichischen Gesellschaft
für Unfallchirurgie, 3.–5. Oktober 1985, Salzburg
Kongreßbericht im Auftrag des Vorstandes
zusammengestellt von U. P. Schreinlechner
1987. 244 Abbildungen. XX, 487 Seiten.
Broschiert DM 198,-. ISBN 3-540-17431-1

185. Heft: **D. Wolter, K.-H. Jungbluth (Hrsg.)**

Wissenschaftliche und klinische Aspekte der Knochentransplantation

1987. 195 Abbildungen, 19 Tabellen. XII, 319
Seiten. Broschiert DM 155,-. ISBN 3-540-17312-9

184. Heft: **C. Feldmeier, M. Pöschl, H. Seesko**

Aseptische Mondbeinnekrose – Kienböck-Erkrankung

1987. 45 Abbildungen, 11 Tabellen. VIII, 78 Seiten.
Broschiert DM 68,-. ISBN 3-540-17311-0

Abonnenten der Zeitschrift erhalten die Hefte zu
einem um 20 Prozent ermäßigten Vorzugspreis

Springer-Verlag
Berlin Heidelberg New York
London Paris Tokyo

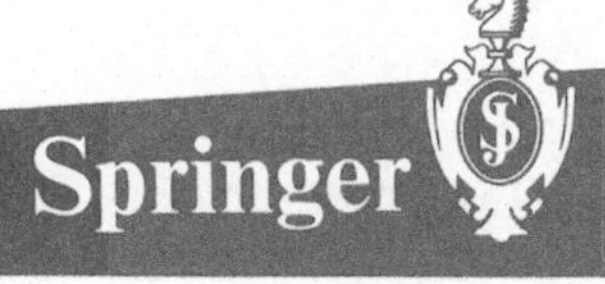